脊髄損傷の看護

生活の再構築に向けて

第2版

編集

神奈川リハビリテーション病院看護部
脊髄損傷看護編集委員会

医学書院

神奈川リハビリテーション病院看護部　脊髄損傷看護編集委員会

平田正子　神奈川リハビリテーション病院 看護部 副看護部長

白石悦子　神奈川リハビリテーション病院 看護部 看護科長

矢野ゆう子　神奈川リハビリテーション病院 診療管理部 看護科長/感染管理認定看護師

長堀エミ　神奈川リハビリテーション病院 看護部 副科長/皮膚・排泄ケア認定看護師

矢後佳子　神奈川リハビリテーション病院 看護部 看護科長/皮膚・排泄ケア認定看護師

髙橋隆子　厚木看護専門学校 専任教員 総括主査

脊髄損傷の看護—生活の再構築に向けて

発　行　2003 年 4 月 15 日　第 1 版第 1 刷
　　　　2016 年 11 月 1 日　第 1 版第 6 刷
　　　　2024 年 4 月 15 日　第 2 版第 1 刷©

編　集　神奈川リハビリテーション病院看護部
　　　　脊髄損傷看護編集委員会

発行者　株式会社　医学書院
　　　　代表取締役　金原　俊
　　　　〒113-8719　東京都文京区本郷 1-28-23
　　　　電話　03-3817-5600(社内案内)

印刷・製本　三報社印刷

第**2**版 序

　脊髄損傷の看護に特化したわが国で初めての書籍である「脊髄損傷の看護—セルフケアへの援助」の初版が発刊されてから約20年が経過し，今回全面的な改訂に至りました。

　神奈川リハビリテーション病院は，1973年に「七沢障害・交通リハビリテーション病院」として設立され，1985年に現在の病院名に改めました。当初50床であった脊髄損傷病棟は，1998年の病院増築時には80床に拡張され，そこから四半世紀以上の時が流れた現在まで，私たち看護師はリハビリテーション看護の専門性の向上に取り組んできました。

　現在，日本は超高齢社会であり脊髄損傷者においても例外ではありません。高齢脊髄損傷者の疫学的特徴として，脊柱管狭窄症や後縦靱帯骨化症などを伴い，軽微な外力で不全四肢麻痺となる患者の増加が挙げられ，大きな課題となっています。また治療においては，脊髄損傷分野の再生医療などが登場し，劇的に変わりつつあります。近年のCOVID-19感染拡大により，労働環境が変化し，そこにIT関連，AIの発展が加わることにより，脊髄損傷者の社会参加面でも大きな変革が起こりつつあります。加えてパラリンピックをはじめとする障がい者スポーツの発展も脊髄損傷者の社会参加面において大きな意味をもち，多様性を認め，個性や能力を発揮し活躍できる機会となっています。

　初版は，受傷部位と障害レベルを切り口に脊髄損傷者のセルフケアを最大限に支援する視点でまとめていますが，このような時代の変化をふまえ，第2版は，タイトルを『脊髄損傷の看護—生活の再構築に向けて』とし，脊髄損傷者自身の未来を見据えた視点を強調しています。第1章では，初版と同様に脊髄損傷について解説し，完全麻痺と不全麻痺の違いに触れています。第2章では，本書のテーマである生活の再構築について述べ，「身体管理（合併症の予防と健康管理）」「ADLの拡大」「精神面への援助」「社会参加」を柱とし，これまでの人生で育んできた生活や価値観を尊重し，患者の個別性に合った看護を選択できるように書かれています。続く付章では，現在進んでいる再生医療とその後のリハビリテーションについて，看護師がどのようにかかわっていくことができるかを，わずかではありますが示しています。

　神奈川リハビリテーション病院では，医学書院から『脊髄損傷リハビリテーションマニュアル　第3版』をすでに刊行しており，そのなかでも「脊髄損傷の看護」について述べていますが，本書では事例を織り交ぜながら，当院で行っている実際の看護を伝えています。脊髄損傷の理解を深め，看護実

践の手引き書となる本づくりができたと確信しています。本書が脊髄損傷看
護の指針となり，多くの臨床現場や脊髄損傷者とそのご家族の方々の役に立
つことができればと期待しています。併せて住み慣れた地域で脊髄損傷者が
生活の再構築ができることの一助となることを願います。

　第2版は，初版の執筆を担当された宮内康子氏，本田裕子氏，渡辺美加子
氏，幾田千代美氏，四元和代氏の意図を引き継ぎ，積み重ねてきたものを形
にしています。先輩諸氏ならびに執筆担当者に深く敬意を表します。

　最後になりましたが，本書の発行にご尽力いただいた医学書院の金子力丸
氏に心より御礼申し上げます。

　2024年3月
神奈川リハビリテーション病院 看護部長　渡辺美和

初版 序

　『脊髄損傷の看護─セルフケアへの援助』は，脊髄損傷の看護だけをまとめたわが国では初めての書籍です。

　脊髄損傷の専門病棟をもつ神奈川リハビリテーション病院は，1998年4月に新しい病棟を開設しました。脊髄損傷病棟はそれまで50床で1病棟でしたが，80床で2病棟と拡張されることになりました。看護部はそれに向け，看護の質を落とすことなく，新たにスタートしたいという思いでした。そこでその体制づくりとして脊髄損傷看護の経験がある看護師が，病棟全体の80％以上で構成されることを目指して「脊髄損傷の看護の実践研修」を病院の運営方針の一貫として1997（平成9）年度の1年間実施しました。

　私たち看護師がみずからその成果をまとめたものが本書です。すでに神奈川リハビリテーション病院では，医学書院から『脊髄損傷マニュアル─リハビリテーションマネージメント』を刊行しています。これを援用し，「脊髄損傷が理解でき，日々の看護実践に沿った貴重な書籍」にしたいとの思いを込めて，看護独自の視点からの本づくりができたと確信します。

　本書は，まず1章で脊髄損傷の総論に始まり，2～4章では頸髄損傷について C4～C7まで部位別に，急性期，回復期・維持期と進めていきました。C8頸髄以下の損傷については，5章で一括して述べました。

　脊髄損傷患者は受傷時，専門病院でなく，大学病院や一般の病院に入院することが多々みられます。そこで入院している脊髄損傷患者はひとりということが多いのが現状ではないでしょうか。難しい疾患のうえ，まれにしか患者に遭遇しない施設では，看護するに当たって試行錯誤が多いことと思われます。

　しかし受傷した方にとって，どの部位であろうと身体的損傷があり，精神的ショックは計りしれません。受傷直後のリハビリテーション医療・看護をどのように行うかによって回復度も大きく異なってきます。そのことを本書で理解し，その違いが患者の人生をも左右することを知り，本書を脊髄損傷患者の日々の看護に役立てていただければ幸いです。

　本書を執筆した看護師たちは，患者を眼の前にして，これはできないと考えるより，どうすればできるか一緒に考え努力したい，生きている喜びを一緒に感じたいという思いでリハビリテーション看護を行ってきました。そういう思いと情熱をこめて本書を執筆した看護師の諸氏に敬意を払います。

　最後になりましたが，本書の発行に尽力してくださいました医学書院の鴻

森和明氏，川口純子氏に心より御礼申し上げます。

前神奈川リハビリテーション病院 看護部長　四元和代

目次

デザイン　hotz design inc.

第**1**部

脊髄損傷の理解

脊髄損傷とは

1 人間の脊髄と脊髄損傷

　人間の脊髄は 31 本の髄節から構成されている。各髄節は身体の特定部分の運動や知覚を支配し，その機能分担は**図1-1** に示すように頸髄，胸髄，腰髄，仙髄，尾髄と区別されている。それぞれの機能分担の範囲は**図1-2** と**図1-3** に示すとおりである。

　脊髄損傷では損傷髄節により呼吸機能障害や自律神経機能障害を伴う。特に急性期にはこれらの影響で合併症が起きやすい。そのため合併症予防を含めた全身管理が必要である。全身管理とは呼吸管理，循環管理，膀胱・消化器管理であり，合併症管理として深部静脈血栓症や褥瘡の合併に注意する必要があ

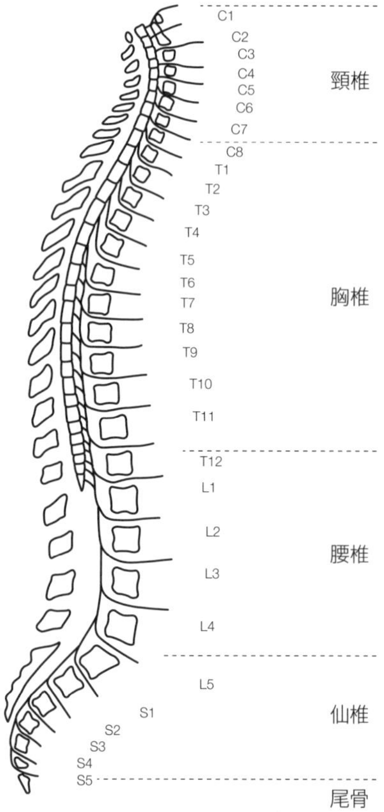

	支配筋	残存機能
C1〜C2	高位頸筋群	首の運動
C3〜C4	胸鎖乳突筋	首の運動
	僧帽筋	肩挙上，上肢屈曲，外転（水平以上）
	横隔膜	吸息
C5	肩甲骨筋群	上腕屈曲外転
	三角筋	肩関節外転
	上腕二頭筋	肘関節屈曲
	腕橈骨筋	肘関節屈曲
C6	橈側手根屈筋	手関節背屈
	円回内筋	手回内
C7	上腕三頭筋	肘関節伸展
	橈側手根屈筋	手関節屈曲（掌屈）
	総指伸筋	手指伸展
C8〜T1	手指屈筋群	こぶしをにぎる
	手内筋群	母指対立保持，つまみ動作，手指外転内転
T2〜T7	上部肋間筋群	強い吸息
	上部背筋群	姿勢保持
T8〜T12	下部肋間筋群	強い吸息
	腹筋群	有効な咳
	下部背筋群	座位姿勢保持
L1〜L3	腰方形筋	骨盤挙上
	腸腰筋	股関節屈曲
	股内転筋群	股関節内転
L3〜L4	大腿四頭筋	股関節伸展
L4, L5, S1	中殿筋	股関節外転
	大腿二頭筋	膝関節屈曲
	前脛骨筋	足関節背屈（踵歩き）
L5, S1〜S4	大殿筋	股関節伸展
	腓腹筋	足関節底屈（つま先歩き）
S1〜S4	肛門括約筋	排便，排尿コントロール

図 1-1 脊髄神経とその機能

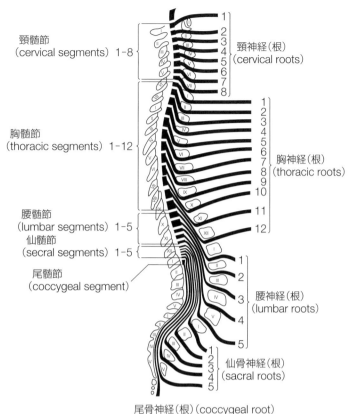

図1-2 脊髄の各機能

頸髄節
(cervical segments) 1-8

頸神経(根)
(cervical roots)

胸髄節
(thoracic segments) 1-12

胸神経(根)
(thoracic roots)

腰髄節
(lumbar segments) 1-5

仙髄節
(secral segments) 1-5

尾髄節
(coccygeal segment)

腰神経(根)
(lumbar roots)

仙骨神経(根)
(sacral roots)

尾骨神経(根)(coccygeal root)

る。

　急性期における合併症予防を含めた全身管理は，その後の回復期リハビリテーションへ大きく影響する。脊髄損傷者は急性期を経て，状態が安定した回復期に移行しても，重篤な後遺症により合併症を発生しやすく，ほとんどの脊髄損傷者は 24 時間 365 日なんらかの管理が必要となる。

2 外傷性脊髄損傷と非外傷性脊髄損傷

　外傷性脊髄損傷とは中枢神経である脊髄が交通事故やスポーツ外傷などによって損傷を受けることで，脊髄神経の髄節支配領域以下に麻痺と膀胱直腸障害が出現する。

　非外傷性脊髄損傷とは疾患によって脊髄に障害を受けることで麻痺などが出現する。原因疾患として脊柱管の変性（脊柱管狭窄症，後縦靱帯骨化症など），脊髄梗塞，脊髄腫瘍，脊髄炎，硬膜外血腫，硬膜外腫瘍，血管奇形などがあげられる。

　近年の特徴として，高齢者の頸髄損傷による不全四肢麻痺が多くを占めるよ

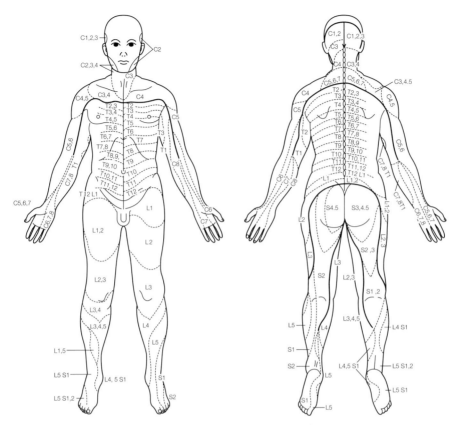

図 1-3　人体の皮膚知覚を支配する脊髄節

うになったことがあげられる。高齢者は加齢に伴う脊柱管狭窄症や変形性頸椎症，後縦靱帯骨化症を伴い，転倒・転落など軽微な外力によって頸髄損傷になりやすい。

　2035 年には 65 歳以上の高齢者は 3741 万人で総人口の約 33％を占め，3 人に 1 人が 65 歳以上となることが予測されており，今後ますます高齢者の脊髄損傷が増加することが予想される。全国脊髄損傷データベースでは，若年者の脊髄損傷が減少し，高齢者の脊髄損傷が増大する傾向にある。特に 50 歳以上の不全四肢麻痺者が全体の 40.9％と非常に多く，高齢者の不全四肢麻痺者も年々増加している。

▎3 ▎麻痺の評価

　完全麻痺か不全麻痺かによって，その予後は大きく異なる。残存する機能によって獲得できる日常生活動作（activities of daily living：ADL）が異なるため，麻痺の程度や機能レベルを評価することは重要である。脊髄損傷の機能障害の評価として Frankel 分類（**表 1-1**），ASIA Impairment Scale（AIS）（**表 1-2**），

表 1-1 Frankel 分類

A (complete)	神経学的高位より下位の運動・知覚の完全喪失
B (sensory)	神経学的高位より下位の運動の完全麻痺，知覚はある程度残存
C (motor useless)	神経学的高位より下位の運動機能はわずかに残存しているが，実用性なし
D (motor useful)	神経学的高位より下位の実用的な運動機能が残存
E (recovery)	運動・知覚麻痺・膀胱直腸障害などの神経学的症状を認めないもの，深部反射は亢進してもよい

(Frankel HL, et al：The value of postural reduction in the initial management of closed injuries of the spine with paraplegia and tetraplegia. Paraplegia 7：179–192, 1969 より)

表 1-2 ASIA Impairment Scale

A (complete)	S4/5 領域の運動・知覚機能の完全喪失
B (incomplete)	神経学的高位より下位の知覚機能は残存して，S4/5 の知覚 (S4/5 領域の触覚か痛覚，あるいは深部肛門内圧) が存在し，運動機能は左右どちらの側にも運動レベルより下位に 3 レベルを超えては残存しない
C (incomplete)	神経学的高位より下位に運動機能が残存し，麻痺域の key muscle の半数以上が筋力 3 未満
D (incomplete)	神経学的高位より下位に運動機能が残存し，麻痺域の key muscle の半数以上が筋力 3 以上
E (normal)	運動・知覚機能ともに正常

〔Kirshblum SC, et al：International standards for neurological classification of spinal cord injury (revised 2011). J Spinal Cord Med 34：535–546, 2011 より〕

Zancolli の上肢機能分類 **(表 1-3)** などが用いられる。

 ## 4　各損傷レベルの自立度の目標

　頸髄損傷による四肢麻痺は，受傷部位によって自立度が大きく異なる。ADLの自立度は，受傷レベルや残存機能によって予後を予測できるが，急性期からの全身管理，受傷前の身体的状況 (年齢や体格，体力，筋力の有無など)，家族などのサポートに加え，患者本人の意欲などによって大きく変化する。

　自立度については，各四肢麻痺レベル (Zancolli 分類) の諸動作自立度などが用いられる **(表 1-4)**。

表 1–3 Zancolli の上肢機能分類

群	可能な動作	最下位機能髄節	残存運動機能	亜群			分類
I	肘屈曲	C5	上腕二頭筋	A	腕橈骨筋（−）		C5A
			上腕筋	B	腕橈骨筋（＋）		C5B
II	手関節伸展	C6	長・短橈側手根伸筋	A	手関節伸展可能		C6A
				B	強い手関節伸展	I．円回内筋，橈側手根屈筋，上腕三頭筋（−）	C6BI
						II．円回内筋（＋），橈側手根屈筋，上腕三頭筋（−）	C6BII
						III．3 筋（＋）	C6BIII
III	指の外来伸筋	C7	総指伸筋	A	尺側指完全伸展と橈側骨と母指の麻痺		C7A
			小指伸筋 尺側手根伸筋	B	全指の完全伸展と弱い母指伸展		C7B
IV	指の外来筋による屈曲と母指伸筋	C8	深指屈筋	A	尺側指の完全屈曲と橈側指と母指の屈曲不全，母指伸展可能		C8A
			固有示指伸筋 長母指伸筋	B	全手指の完全屈曲	I．浅指屈筋（−）	C8BI
			尺側手指屈筋		内在筋麻痺	II．浅指屈筋（＋）	C8BII

（Mizukami M, et al：Relationship between functional levels and movement in tetraplegic patients. A retrospective study. Paraplegia 33：189–194, 1995 より）

表 1–4 各四肢麻痺レベル（Zancolli 分類）の諸動作自立度

残存機能レベル	人数（人）	平均年齢（歳）	車椅子駆動（%）	更衣（%）	寝返り（%）	起き上がり（%）	前方移乗（%）	排尿動作（%）	側方移乗（%）	排便動作（%）	自動車運転（%）
C4	14	36.0	0	0	0	0	0	0	0	0	0
C5A	10	33.5	60	0	0	0	0	0	0	0	0
C5B	21	29.0	86	19	24	10	10	5	0	0	0
C6A	16	23.9	94	60	47	40	25	20	6	7	9
C6BI	15	24.7	100	73	73	67	67	40	27	7	14
C6BII	19	27.7	100	89	89	89	95	81	69	25	41
C6BIII	24	27.9	100	100	96	96	96	76	70	67	35
C7A	3	40.0	100	100	100	100	100	100	100	100	67
C7B	1	47.0	100	100	100	100	100	100	0	0	0
C8A	6	34.2	100	80	80	83	83	80	80	80	40
C8B	13	28.3	100	92	92	92	92	92	83	92	50
全体	142	29.1	84	60	59	55	55	44	35	29	23

60%以上を ▢，60%未満を ▨，0%を ■，60%以上獲得の枠境を二重ケイで示す．
（小野田英也：外傷性頸髄損傷患者の ADL 自立状況．神奈川リハ紀要 17：47–48, 1990 より改変）

第**2**部

生活の再構築

身体の管理

1 褥瘡予防

　脊髄損傷者にとって，褥瘡は最も発生頻度の高い合併症であり，急性期から慢性期以降を過ぎても生涯にわたり予防が必要であり，それを継続することには非常に努力を要する。脊髄損傷では，完全麻痺，四肢麻痺，痙縮の存在，褥瘡の既往などが高リスクとなる。そのため，急性期から褥瘡を含めた，皮膚の損傷を予防するための介入は重要となる。

　リハビリテーションの目的で入院した患者の入院期間が長くなる原因の1つに褥瘡がある。褥瘡の発生のために機能訓練が進まず，患者の経済的負担，精神的負担となる。また，受傷後の経過が長くなると，麻痺域の皮膚の変化（生理機能や組織耐久性の低下），骨の廃用性萎縮・変形，関節周囲の拘縮変化などをきたし，褥瘡治療を困難にさせることもある。

　慢性期の褥瘡治療に際しては，入院治療を繰り返すことも少なくない。脊髄損傷者にとって褥瘡は，切り離して考えることができない大きな課題であり，さまざまな予防策を講じても頻発してしまうことがある。一方で，褥瘡が発生した際に治療として完璧な方法はない。そのため，褥瘡への対策では，予防が最も優れた手段であることを認識し，予防のための努力を継続することが重要である。

1 褥瘡とは

1 発生原因

　褥瘡は，「身体に加わった外力は骨と皮膚表層の間の軟部組織の血流を低下，あるいは停止させる。この状況が一定時間持続されると組織は不可逆的な阻血障害に陥り褥瘡となる（日本褥瘡学会，2002）」と定義されている[1]。皮下の骨の隆起がある部位では，皮膚は骨と接地面の間に挟まれ圧迫され，血液の循環が低下・停止する。通常は，しびれや痛みを感じて無意識に身体を動かし，体圧を取り除くことができるため褥瘡は発生しない。しかし，脊髄を損傷すると，損傷レベルに応じた，運動・感覚麻痺が生じる。感覚麻痺を生じると，感覚がなくなる，または低下するため，外的な刺激によって生じる苦痛を感じることができない。そのため，健常者が当たり前に行う，姿勢を変化させることや危険動作を避けることができず，阻血状態を解除することができない。

痛みや不快感を認識することができないため褥瘡が悪化するまで発見できず重症化する。脊髄損傷者における褥瘡発生の原因は，感覚麻痺が大きな原因となり，そのほかの要因が加わることで褥瘡発生リスクは高まる (図2-1)。

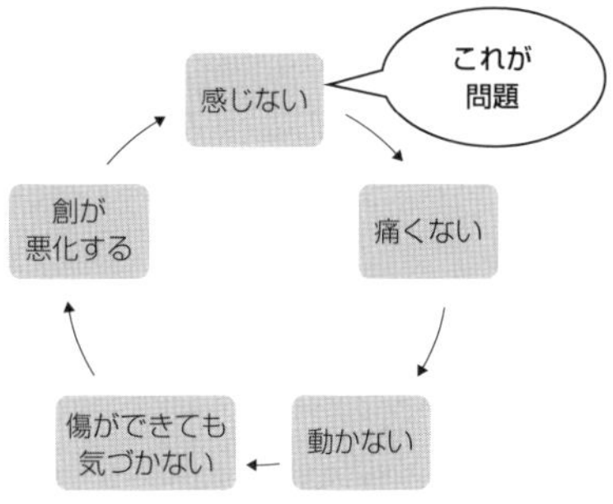

図2-1 脊髄損傷者の褥瘡の原因

2 褥瘡発生要因

自律神経機能障害　急性期には，血管の反射性血流調節機構が働かないため，通常であれば耐えられる皮膚の圧迫に対して耐久性が低下し，褥瘡が発生しやすい状況となる。受傷直後は，それ以降の回復期に比べて，体圧分散への介入がより重要となる。

圧迫　マットレスや車椅子から皮膚に受ける圧迫は，骨突起部に集中する。褥瘡予防のためには，適切なマットレスや車椅子クッションの選択や，体重移動やプッシュアップなどによる体圧分散を行う。

痙縮と拘縮　運動麻痺がある四肢の適度な痙縮は，麻痺域が不随意に動くため褥瘡予防に役立つこともある。一方で，著しい痙縮や拘縮は，痛みを伴うことがあり一定の体位しかとれない患者では，褥瘡が発生しやすい。積極的な体位変換や関節可動域（ROM）運動などにより拘縮の発生を予防する。

肥満　肥満による皮下脂肪は，体圧を分散するためのクッションにはならない。肥満により皮下脂肪が厚いと，体圧がどのように集中するのか見極めるのが難しくなる。体位変換に介助が必要な場合には，介護負担を増大させる。

失禁　脊髄を損傷すると，排泄障害による失禁が問題となることも多い。さらに，患者自身も失禁への不安からおむつなどを常時使用することが多くなる。排泄物の汚染やおむつ使用による皮膚の湿潤は皮膚の損傷をきたしやすい。また，排泄物により皮膚が汚染されることにより，皮膚の炎症を容易に起こす。皮膚の汚染や湿潤を予防するためのスキンケアが必要となる。

外傷　通常は問題とならないような軽微な外傷が，麻痺域の骨突出部に一致して発生すると褥瘡へ移行することがある。例えば，テープの粘着材によるかぶれ，寝具や衣類によってできた擦過傷，浴室などで裸になったときのひっかき傷，小さな熱傷，虫刺されなどである。外傷のある皮膚では，健常皮膚にある弾力性や耐久性が低下する。通常であれば，痛みにより無意識に治癒を阻害する姿勢や動作を避けることができるが，痛みを感じることができない麻痺域では外傷を悪化させ褥瘡が発生することがある。

毛嚢炎や皮膚炎　外傷と同様に，炎症が骨突出部に一致することにより褥瘡へと移行することがある。

<u>全身状態</u>　泌尿器や呼吸器などの感染症の発生によって，発熱，倦怠感，栄養状態の不良，貧血，浮腫など全身状態が低下すると，褥瘡発生リスクが高まるとともに，褥瘡が治りにくくなる。褥瘡が発生すると，滲出液から蛋白質や血液成分を喪失し，局所感染から敗血症などへと全身状態をさらに低下させる。通常であれば，自身で体位変換を行うことができていた脊髄損傷者でも，発熱や倦怠感などの症状を呈している状態では，十分な体位変換ができず褥瘡を発生させてしまうこともある。患者の全身状態を十分にアセスメントしながら必要な介入を行う。

毛細血管圧と褥瘡の関係

　毛細血管圧は通常 20 mmHg であり，これを超える圧が加わると血流は遮断され，組織は壊死し，褥瘡となる。特に急性期は，血管の反射性血流調整機構が働かないため，通常耐えられるはずの皮膚圧迫でも容易に褥瘡が発生しやすい。以上の血管の問題に加え，健常者では，100 mmHg/cm^{2}の圧が加わると，無意識に身体を動かすが，脊髄損傷者は，運動・知覚障害があるため，圧がかかっていることを知覚できず，また，無意識に麻痺域の身体を動かせない。そのため，ちょっとした油断で褥瘡が発生してしまう。

2 ｜ 好発部位

　仰臥位では，後頭部，仙骨部，踵骨部，側臥位では，肩甲骨部，肘部，肋骨部，腸骨部，大転子部，腓骨頭部，外踝部，座位では，尾骨部，坐骨部に発生しやすい。車椅子を常時使用する脊髄損傷者では，坐骨部での褥瘡発生が多い。また，治療に伴い使用する補装具などの使用中にも褥瘡発生リスクは潜んでいる。装具の当たっている部位の皮膚の損傷にも注意が必要である。変形や拘縮，肥満などの体型によって接触の仕方や位置が変化する。車椅子への移乗時にフレームにぶつけるなどの外傷や訓練時に発生する皮膚への摩擦やずれなどの機械的な刺激が原因となることもあるため，褥瘡発生リスクのある部位については，診て，触って観察することが重要である。皮膚の変化を認めた場合には，その前に行っていた姿勢や動作などを確認し，原因を検索して予防につなげることが重要である。

3 ｜ 体位変換

　体位変換の目的には，以下にあげる 13 項目がある。
<u>沈下性肺炎などの呼吸器合併症予防</u>　頸髄損傷では，呼吸筋の麻痺が避けられないため，呼吸機能は低下し，喀痰喀出は困難となる。体位変換は喀痰喀出を促し，呼吸器合併症の予防につながる。

褥瘡の予防　褥瘡は，皮膚の圧迫，摩擦，ずれ，湿潤，外傷，毛嚢炎や皮膚炎などが原因で生じるが，体位変換を行うことによって，同一部位の圧迫を避けられる。また，体位変換時に皮膚の状態を観察することは，褥瘡予防の第一歩となる。

尿路結石の予防　脊髄を損傷すると排尿機構がうまく働かないため，残尿が多い，感染を起こしやすいなど，結石の原因が多くある。体位変換を行わないと，残尿は同一部位に停滞し，結石が発生しやすくなる。

排便障害の予防　腸蠕動運動が低下しているため，排便障害が起こりやすい。体位変換には排便を促す作用があり，ひいてはイレウスの予防にもなる。

静脈血うっ滞（血栓）の予防　運動麻痺による筋緊張の減弱は，静脈血流の低下，うっ滞を引き起こし，静脈血栓を発症しやすくなる。静脈血栓は，肺血栓や，脳血栓など，重篤な状態を招くことがある。体位変換は，血流を促進させるため血栓の予防になる。体位変換と同時に積極的な関節可動域運動が必要である。うっ滞は特に下肢に起こりやすいため，下肢を挙上することは効果的である。

四肢浮腫の予防　静脈血流の低下・うっ滞は四肢に浮腫を生じさせるが，体位変換を行うことにより，血流を促進させ，浮腫の予防になる。四肢の挙上も効果的である。

四肢拘縮の予防　運動麻痺のため，自動運動はできなくなり，さまざまな関節の拘縮を生じ，ときには強い変形を招く。体位変換によって関節を同一姿勢で固定しないこと，良肢位を保持することは，四肢の拘縮，変形の予防につながる。

異所性骨化の予防　異所性骨化は，早いものは3週間程度で発生するといわれている。好発部位は，股関節と膝関節である。原因は解明されていないが，同一体位を長期間保持することの影響があると考えられており，体位変換を行うことは予防に効果的である。

筋萎縮の予防　運動麻痺のため筋萎縮は避けられないが，体位変換によって軽減することができる。

著しい痙性に対する予防　体位変換は直接的に痙性を抑えることはできないが，関節の拘縮が痙性を増強させる原因となるため，関節の拘縮を予防することによって，痙性予防にも効果がある。

精神的動揺・緊張などへのアプローチ　傷害を受けたことによる精神的な動揺は避けられないが，同一姿勢によるいらだちや苦痛を少しでも軽減することは軽視できない。

起立性低血圧の予防　仰臥位から急に座位になると，腹部内臓の血管床に血液が停滞し低血圧を起こす。ひどいときには意識消失することもある。体位変換は，血管収縮への脊髄反射をつくりあげることに効果があるといわれている。

自律神経過反射の予防　第5〜6胸髄節以上の高位脊髄損傷者にみられる現象で，高血圧，頭痛，発汗，鳥肌立ち現象，徐脈などが主な症状である。麻痺域の骨盤内臓器（膀胱や直腸など）の拡張が誘因と考えられており，体位変換によって軽減ないし予防できる。

　褥瘡がひとたび発生すると，完全な治癒に至るまで，発生させた何倍もの時間を要する。褥瘡は，予防が可能な合併症の1つであることを忘れずに，徹底してその予防に努めることが重要である。

　看護師は，褥瘡予防の必要性を回復期・維持期に至るまで患者に指導する必要がある。患者と家族の生活を考え，体位変換の時間や方法を検討する。同時に患者自身が褥瘡のリスクを理解し，自分で予防できる能力を入院中に習得できるよう援助する。考え方の基本は，患者・介護者ともに安眠ができ，翌日の仕事や学校生活など日常生活が可能になることである。

4 │ ベッド上での褥瘡予防

1 体位変換の方法

仰臥位　仰臥位での基本姿勢は，**図2-2**のとおりである。ポジショニングピローは，目的が果たせるように，使用する素材や形状を選択する。患者個々の身体的条件により，たとえば小柄で体重が軽い場合，逆に体格がよい場合などは大きさや厚さなどを工夫する。急性期では，患部の安静のため体位に制限があり仰臥位で過ごすことが多い。そのため，仙骨部と後頭部，踵骨部での褥瘡が発生しやすい。仙骨部に発赤を認めたときは，仙骨部に直接接触しないよう，殿部に小さなクッションを挿入することによって，発赤部を除圧する（**図2-3**）。車椅子への乗車が開始となったら足底ブロックは不要となる。

　頸髄損傷の場合，側臥位が開始されるまでは，上肢は，長期間仰臥位になっ

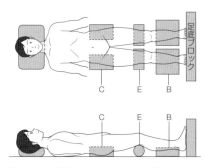

図2-2 仰臥位のポジショニングピローの使い方

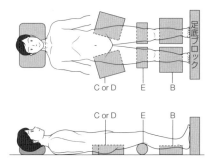

図2-3 ポジショニングピローを用いた仙骨部の除圧

足もとからみてハの字になるようにポジショニングピローを患者の仙骨部に入れ除圧する。

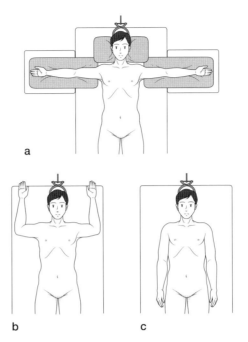

図 2-4 両上肢ポジショニング

a：横向き，**b**：上向き，**c**：真下
ベニヤ板などを利用し，両手を広げられるようにするとよい。苦痛が強いときは，途中で関節可動域運動を実施する。

ていることで，肩の内転・内旋位，肘の屈曲・前腕回内位をとりやすい。上肢の機能をできる限り維持し，拘縮などを起こさないように，体位変換の時間ごと（2〜4時間ごと）に位置を変える。**図2-4**のように，横向き，上向きと，真下の3方向で行う。

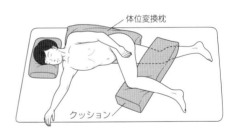

図 2-5 極力ポジショニングピローを使用しない側臥位

その際には，必ず両上肢の関節可動域運動を実施し，筋の緊張を緩和させる。ただし，痛みを我慢してまで実施しない。

側臥位　側臥位では，体位変換枕と，両足の間にクッションを挿入する。クッションを使用して，4時間ごとの体位変換で問題なければ，徐々に，クッションを極力使用しない体位変換に移行する**（図2-5）**。この方法は，患者または家族に習得させ，自力で体位変換できるように指導する。

② 自力体位変換の方法

体位変換を行うには，まず座位の自力保持が必要である。訓練室での訓練状

況を把握し，また，リハビリ担当者と調整しながら，病棟内でも自力での座位訓練を開始する。座位訓練の時間は，患者の状況を把握し，食事の時間や，訓練に行く時間などに行う。

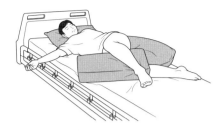

図 2-6 腰部捻転側臥位

自力で座位がとれるようになったら，プッシュアップで殿部の位置をずらし，両足の間にクッション，背部に体位変換枕を挿入し，側臥位となる。C6頸髄損傷では上肢の機能としては，手関節が背屈できるため，時間をかけて訓練すればプッシュアップが可能となる。困難なところは介助し，徐々にできるようにする。また，体位変換枕を使用しなくても側臥位を保持できる場合は，使用しないなど患者に合った方法で進めていく。

> **POINT**
>
> **肩痛の強い患者の側臥位**
>
> 側臥位をとる場合に，肩関節の疼痛を強く訴える患者がいる。そのような患者の場合，側臥位は，肩をできるだけ仰臥位に近づけ，腰部を捻転させ，仙骨部の除圧を中心に行うと，肩関節に負担がかからず，体位を保持できる（図2-6）。4時間ごとの体位変換を計画しても，4時間同一体位でもたない患者に対しても効果的である。ただ患者の希望のみを重視し，そのつど体位変換を行ってしまうのでは，退院したとき，介護者の負担となるので，患者とよく話し合い，患者にとって楽であることはもちろん，介護者にとっても介護しやすい方法を検討する。

③ 自力体位変換習得の進め方

①最初は，ポジショニングピローを使用し全介助で行う。

②全介助で行っている間に，褥瘡の好発部位や除圧の方法，発赤時の対応方法などを指導しながら介助する。

③4時間ごとの体位変換から6時間ごとへと時間を延長し，発赤が生じないか観察する。

④自力座位やプッシュアップができるようになれば，自力で左右両側臥位の体位変換を実施する。

⑤発赤が生じないことを確認したら，体位変換枕やポジショニングピローの使用を評価する。体位の保持に必要な最小限の使用とし，発赤が生じないか確認する。

⑥最初は，声をかけ体位変換を促すが，徐々に声かけや確認をせず自己管理ができるようにしていく。

以上が発赤などの発生がなく進めば，体位変換に関しては自己管理ができるようになるが，時間ごとの体位変換は，ずっと続けなければならず，退院後も生活のリズムを整え，規則正しい生活が送れるよう指導する。褥瘡の怖さも教えるとよい。入院中に退院後の生活パターンを考慮し体位変換時間を設定する。退院直後はそれと同じ時間に体位変換をすることを心がけることが望ましい。退院後は，生活のリズムが崩れ今まで行ってきた体位変換の時間が延長してしまい，発赤の原因になることがある。また，座位時間が長かったり，疲労のために熟睡し，夜間の体位変換の時間が延びたりすることがある。座位時間を延長する場合は，こまめに車椅子上でプッシュアップを行う。また，夜間は入院中のような集団生活ではないため，アラームなどで対策を行うとよい。全身の皮膚の観察も必ず行う。

④ 自力でのクッションの入れ方

クッションを利用したポジショニング　自力での寝返りが可能なレベルであれば極力自己管理をすることが望ましい。褥瘡予防は本人のリスク管理に対する意識が大切である。また，夜間の介助は家族の睡眠を妨げ介護負担を大きくするため，寝返りを応用し，クッションを利用したポジショニングを行うとよい（**図 2-7**）。

ポジショニング（良肢位の工夫）　脊髄損傷者は，歩行ができないことにより，殿部や大殿筋の筋萎縮が起こり，軟部組織が薄くなる。そのため，仙骨，尾骨，坐骨部が突出しやすくなり，30 度側臥位では仙骨部の除圧が不十分となる。確実に仙骨部の除圧を行うためには，個々に合わせた角度でポジショニングを行い，骨突出部位に手を挿入して除圧できていることを確認することが重要である。体位保持のためには，ポジショニングピローを使用する。通気性，安定性がある，蒸れにくく吸水性のある素材，体格に合わせたサイズ，除圧や

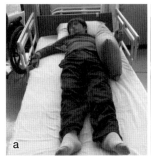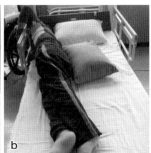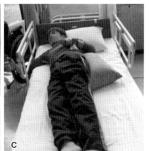

図 2-7 クッションを利用したポジショニング
a：クッションを体側に置く。
b：クッションの重さと寝返りによるスペースを利用する。
c：姿勢を戻すことでクッションが体幹の下に入り安定した姿勢となる

身体を十分に支持できるものを選択する。枕の数，ベッドマットレスと身体の間に隙間があるときは，その隙間を埋めるように工夫する。

夜間の体位変換について　急性期では1～2時間ごとの体位変換を行い，徐々に4時間ごとの体位変換に移行する。そのためには，4時間ごとでも，皮膚に発赤を生じない，または発赤を認めるが次の体位変換までには消失する，身体に我慢できない痛みを生じないという身体的条件と，4時間ごとの体位変換でも十分耐えられる精神力が備わる必要がある。

2時間ごとから4時間ごとへいきなり延長できないときは，3時間ごとの体位変換を行い，次に4時間ごとの体位変換へと計画的に移行させる。

4時間ごとの体位変換でも問題ないときは，次のステップとして6時間ごとの体位変換に移行する。患者の安眠確保と退院後の介護量軽減のため，4時間ごとの体位変換で褥瘡好発部位の発赤がなければ夜間6時間ごとの体位変換に延長する。エアマットなどの利用も考える。また，軽度の発赤を認めた場合でも，次の体位変換の時間までに発赤が消失していれば問題はない。6時間ごとにするには，排尿時間も6時間に延長できることが必要であるし，それに耐えられる皮膚や精神的条件もあわせて必要である。

5 座位の進め方

①用手体位変換を始めたら，その後座位訓練を始める。

②ベッドでのギャッチアップから始め，座位時に坐骨部の除圧をする。座位開始の最初は起立性低血圧がないか確認し，なければ食事時間に合わせ，食事に必要な最低限の時間で座位をとり，その後は各3食の食事時に1時間くらいの座位をとる。

③ギャッチアップの座位から，訓練で自力の体位変換を始めたら，自力座位の姿勢をとってもらい，その後ギャッチアップをする。

④訓練でプッシュアップを始めたら，ギャッチアップはせず自力で座位の姿勢をとり，ベッドの枕もとに身体をずらし（後方プッシュアップ），ベッドの枕もとによりかかるような座位を自力でとる。痙性などによる座位バランスの保持が困難でなければ，枕元に身体をずらさず，その場で座位を保持してもよい。

⑤座位をとった後は，必ず発赤がないか自力で鏡を使い確認する習慣をつける。

6 起き上がりのポイント

電動ベッドの膝上げ機能を利用してから背上げ機能を使用すると，殿部の前方への滑りを抑えられるため，殿部のずれを防止することできる。しかし，対象者が小柄な場合，上半身は起き上がらずに胸が押し込まれる苦しい背上げとなる（図2-8）。その場合は，無理に膝上げ機能を使わずにクッションを利用す

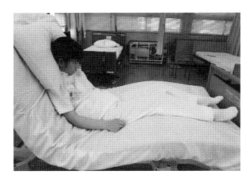

図 2-8 苦しい背上げ

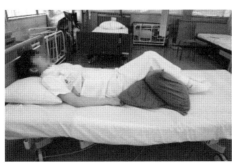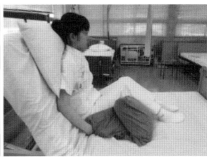

図 2-9 正しい背上げ

ると殿部の前方滑りを抑えた起き上がりがしやすくなる (図 2-9)。

　座位にした後，上体を前屈させて，ひっぱられているシャツを伸ばす。それによりギャッチアップにより生じた仙骨部のずれを解消できる。

 POINT

起立性低血圧時の対処方法

　起立性低血圧は，自律神経失調症の 1 つであり，急に座位になったときに心臓への静脈還流を促す筋のポンプ作用が働かないために起こる。

　仰臥位に戻せばすぐに回復するが，起立性低血圧が起こるたびにいつも仰臥位に戻していたのでは訓練が進まない。そこで予防としては，急に座位にするのではなく，2〜3 回に分けて座位にすると比較的起立性低血圧を起こさず座位になれる。それでも，起立性低血圧を起こしてしまったときは，深呼吸を促し，患者の呼気に合わせて腹 (へその下) を圧迫する。これでたいがいは回復する。ベッド上であれば，患者に前屈姿勢をとらせるだけでも大きな効果がある。患者ひとりで対処するには，この前屈姿勢が多い。車椅子上で，起立性低血圧を起こした場合は，足を持ち上げ，長座位の姿勢をとらせるとよい。それでも回復しないときは，車椅子から転落しないよう注意しながら足を上下左右に揺さぶる。または，車椅子のキャスターを上げ，ベッドなどに寄りかからせる姿勢にするとよい。

> 気分不快など起立性低血圧の初期症状を自覚したときは,「気分が悪い」と表出できるように指導する。座位を開始して,ほかの患者のケアを実施している場合,カーテン越しに「Aさん,大丈夫？」と声かけすると,自己表出しやすくなる。

5 | 皮膚の観察方法

　皮膚の観察は,体位変換,おむつ交換,入浴時など,ケアのタイミングに合わせて行う。鏡で発赤とはこういうものだと見せながら,反応性充血(指で押して白くなる)の場合は,次の体位変換の時間まで様子をみる。指で圧迫しても退色しない場合は,皮膚の毛細血管の破綻をきたしており,確実な体圧分散が必要であり,発赤部位が再圧迫されないようにするなどの指導を行う。褥瘡好発部位に発赤を認めたら,原因を患者とともに追求し,今後の対策を考える。はじめの段階では,看護師が原因となるものを伝え,何が原因となりえたかを患者とともに考え,徐々に患者自身が原因を追求できるようにする。また,対策も同じような過程をたどり,患者自身で行動できることが目標である。発赤を生じたときは,患者や介護者への絶好の教育のチャンスである。発赤部位,好発部位は仙骨部,大転子部などの名称を用いて説明し,これから一生涯つきあう身体や合併症を覚えてもらうための導入とする。

6 | 車椅子上での褥瘡予防

1 除圧動作(プッシュアップなど)

　除圧動作は身体を持ち上げるプッシュアップのほか,姿勢変換(体幹前傾,伸展,側屈)も有効である。頻度は15分に1回,1回あたり15秒を目安に行う。プッシュアップでは上肢への負担が大きいため,姿勢変換を活用する。15分に1回ということは1時間に4回除圧動作を行うことになる。これは一般的な生活を送るうえではかなりの高頻度である。除圧動作が習慣化するまでは繰り返し時間を知らせてくれるリピート機能付きタイマーや同様の機能があるスマートフォンのアプリを利用することも有効である。また,車や便座などへの乗り移りの機会も除圧の機会となる。

2 車椅子クッションの選択

車椅子クッションの除圧のしくみ　クッションは「本体」と「カバー」が揃って機能する。「沈み込み」と「包み込み」がポイントとなる。クッションを使用しないと骨突出部の体圧が上昇する(図2-10)。

　クッションを使用することにより,「沈み込み」と「包み込み」により体圧が分散される(図2-11)。クッションは,柔らかすぎたり,厚さが不十分であっ

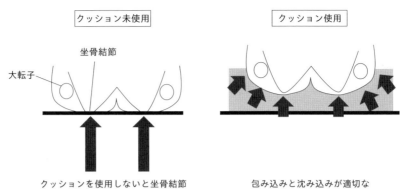

クッション未使用　　　　　クッション使用

大転子　　坐骨結節

クッションを使用しないと坐骨結節
や尾骨先端に圧力が集中する

包み込みと沈み込みが適切な
クッションを使用すると殿部
全体に圧力が分散される

図 2-10 体圧分散「包み込み」と「沈み込み」
(森田智之：脊髄損傷者の褥瘡予防と理学療法. PT ジャーナル 47：308-317, 2013 をもとに作成)

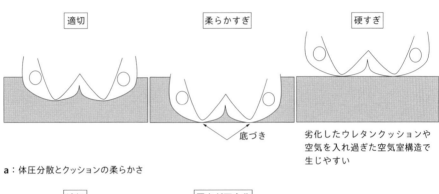

適切　　　　柔らかすぎ　　　硬すぎ

底づき

劣化したウレタンクッションや
空気を入れ過ぎた空気室構造で
生じやすい

a：体圧分散とクッションの柔らかさ

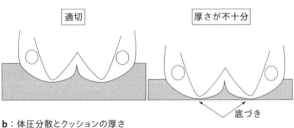

適切　　　　厚さが不十分

底づき

b：体圧分散とクッションの厚さ

図 2-11 体圧分散とクッションの柔らかさ・厚さの関係
(森田智之：脊髄損傷者の褥瘡予防と理学療法. PT ジャーナル 47：308-317, 2013 をもとに作成)

たりすると骨突出部がクッションの底についている状態（底づき）となる。硬す
ぎる場合には，クッションと骨突出部が反発し合い体圧が上昇する。劣化した
ウレタンクッションや空気を入れすぎた空気室構造で生じやすくなる。また，
クッションには，伸縮性や防水機能をもった専用カバーの使用が推奨される。
失禁対策でクッションをビニールで包むことやカバーの洗浄中にタオルなど
でクッションを包むことは，張力で体圧を高める（ハンモック現象）こととな

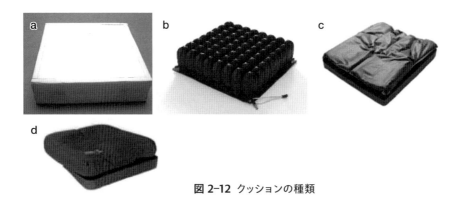

図 2–12 クッションの種類

る。専用カバーを使用することにより褥瘡予防につながる。

　クッションの選択では，万人にこれが最もよいというものはない。大切なことは，使用する患者の状態から最も適したクッションを選択することである。どのクッションにも特徴があるため，適合とチェックを行うことが推奨される。

　クッションの選定は，理学療法士やリハビリテーション工学士が中心となり行われることが多い。看護師は，クッションの特徴を知り，適切に管理ができるよう取り扱いについて理解しておくことが必要である。

クッションの種類 (図 2-12)

【ラテックス，図 2-12a】

　利点：調整の必要がない

　欠点：時間の経過とともに劣化し，圧力分散性能が低下する

【ロホ，図 2-12b】

　空気室構造で最もよく使われているクッション。さまざまな種類がある。

　利点：洗浄が容易

　欠点：パンクすると圧力分散ができなくなる。空気量が適量になるように調整が必要。空気の入れすぎに注意が必要である。

【ジェイ，図 2-12c】

　ゲルとウレタンを合わせたクッションが主であり，さまざまな種類がある。

　利点：ベースの加工ができる

　欠点：①点検が必要(坐骨がゲルのところに乗っているか，ゲルが下のベースの定位置に止まっているか，底づきしていないか)，②重い

【バリライト，図 2-12d】

　空気室構造とウレタンを合わせたクッション。さまざまな種類がある。

　利点：形状が崩れず，持ち運びしやすい，洗浄が容易

　欠点：空気量の調整が必要

【その他】

　クッションは前記のほかにさまざまな種類があり，それぞれに利点と欠点が

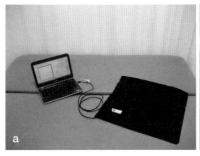
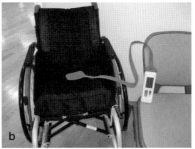

図 2-13 接触圧計測器の例
a：圧力分布測定装置 FSA/BodiTrak (タカノ社)
b：携帯型接触圧力計測器 Palm Q® (ケープ社)

ある。麻痺レベルや座位バランスなど患者個々の状態に合ったものを選択することが大切である。

③ 体圧測定

脊髄損傷者は，知覚障害により体圧の上昇による苦痛や異常に気づくことができない。体圧測定では，①圧力が高い場所はどこか，②支えている面積はどれくらいか(大きいほどよい)，③除圧動作でどのように圧力が変化するか，④圧力が高い場所がクッションによってどのように支持面積が変わるか，などがわかる。

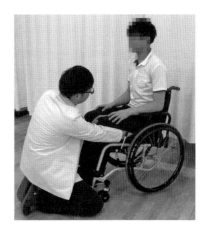

図 2-14 殿部の下に手を入れてのクッション確認例

脊髄損傷者の褥瘡予防において，体圧分布測定を行い，バイオフィードバックによって座位姿勢の整え方を知ることは予防行動をとる動機づけになる。体圧分布測定装置 **(図 2-13a)** の使用が難しい場合には，簡易測定器 **(図 2-13b)** を用いて測定することも可能である。車椅子使用時など座位姿勢では坐骨結節部や尾骨部にかかる体圧を測定する。簡易測定器を使用する場合には，できれば 2 台使用して両側を同時に測定する。座位姿勢では，体圧は 70 mmHg 以下を目標にクッションの選択や姿勢の保持を工夫する。また，ベッド臥床時は，仙骨仰臥位時の体圧 40 mmHg を目安にマットレスを選択する。

測定器がない場合には，手掌を上にしてクッションの下から坐骨結節部や尾骨部の下まで差し入れ，骨に触れていないか確認する **(図 2-14)**。感覚的評価で

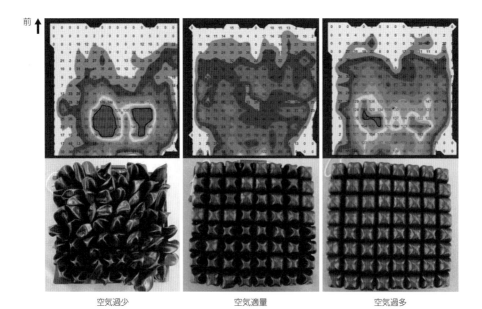

空気過少　　　　　　　　　　空気適量　　　　　　　　　　空気過多

図 2-15 体圧分布測定装置による評価
太線で囲んだ場所が圧力の高い場所を示している (低いほどよい)。

は, 計測者やそのときの状況・環境によって結果が異なるため計測機器などを
使用し定量的に評価することが大切である (図 2-15)。

7 | 移乗動作で発生する褥瘡

　脊髄損傷者は, 腕の力を使って移乗する。そのため移乗時に殿部がしっかり
持ち上がらずに, ベッドマットレスや車椅子のフレームなどにぶつけたり, こ
すったりすることがある。骨突出部に外力が加わることで組織を損傷し褥瘡を
発生させることもある。感覚麻痺があることにより, ぶつけたりこすったりし
ても気づかないことがある。また, 転落などの場合にも痛みを感じないため,
たいしたことはないと考えてしまうこともある。車椅子からベッドに戻った際
には, 坐骨部など殿部全体の皮膚の観察を行い, 皮膚の異常を早期に発見, 対
応できるようにすることが重要である。

8 | スキンケアについて

　皮膚は, 皮膚バリア機能により守られているが, 健康な皮膚を保つためのケ
アをスキンケアという。健康な皮膚を守るためには, バリア機能を維持するこ
とが重要である。皮膚を覆う皮脂膜は, 汗と皮脂と角質細胞の間を埋めている
角質細胞間脂質によってできており, pH は弱酸性で, 細菌の繁殖を抑える抗
菌作用がある。皮脂は, 体内の水分蒸発を予防し, 皮膚を滑らかにしている。
角質細胞間脂質は, 保湿の役割がある。この汗・皮脂・角質細胞間脂質によっ

て皮脂膜というバリアができている。

　脊髄損傷者は，正常な排便・排尿の機能を喪失しているため，排泄のコントロールがつくまではおむつを使用していることも多い。おむつの中の皮膚は高温多湿な環境下にあり，失禁などがあるとさらに助長され，皮膚は浸軟する。浸軟した皮膚は，弱酸性で維持されている皮膚がアルカリ性に傾きバリア機能は著しく低下する。また，便失禁などによって，皮膚に付着した排泄物の汚れを除去しようと，頻回に拭き取りや洗浄などの刺激を加えると，皮脂膜が除去され，角質層までもが剥離される状況となりドライスキンとなる。その結果，皮膚のバリア機能が障害されてしまう。

　脊髄損傷に伴う排泄障害により，禁制が失われると排泄をコントロールすることができず失禁することもある。尿や便によって，皮膚が汚染されやすい。尿そのものは弱酸性であるが，放置しておくと尿成分が分解されアルカリ性に変化する。その結果，細菌が繁殖しさまざまな皮膚トラブルを招く。便は，細菌などにより皮膚に化学反応を起こさせ，失禁関連皮膚炎(IAD)の原因になる。悪化すると表皮剥離を起こし，容易に褥瘡となる。

　皮膚のバリア機能が障害されないようにするためには，予防的スキンケアが必須である。予防的スキンケアの原則は，正しく汚れを取り除く洗浄，正常な生理機能を維持する保湿，刺激から皮膚を守る保護の3つに大きく分けられる。皮膚をきれいにする，潤いを与える，皮膚への刺激を避けることによって皮膚の機能を維持し，褥瘡および感染を予防する。皮膚は常に清潔を保ち，湿潤を避けるように心がける。全身状態が許せば，入浴の回数はできるだけ多くとりたい。入浴が困難なときには，全身清拭，部分清拭，足浴を行う。入浴や清拭時には全身の観察を行う。

　皮膚の汚れは皮脂膜に紛れ込んでいる。皮膚を清潔にするためには，石鹸などの洗浄剤で洗い流す。洗浄剤にはその性質によってそれぞれ特徴があるので，汚れや皮膚の状態に合わせて使い分ける。アルカリ性の洗浄剤は，泡立ちが強く洗浄力が強い。反面，皮脂成分をとりすぎてしまうため，ドライスキンには適さない。弱酸性の洗浄剤はアルカリ性に比べて泡立ちが少なく洗浄力が弱いが，脱脂力がコントロールされるため毎日の洗浄には適している。

　皮膚を洗浄すると保湿に必要な皮脂も洗い流してしまい乾燥する。乾燥とは皮脂・角質水分量が減少した状態であり，皮膚表面はひび割れてしまう。この状態が皮膚障害の前段階や皮膚障害，褥瘡につながるため皮膚の保湿・保護が必要となる。

　保湿とは，不足しがちな角質層の保湿物質を補充する「保湿のスキンケア」のことをいう。保湿剤には皮膚の乾燥を防ぎ，潤いを保つクリーム，ワセリン，オイルなどがある。保湿剤は，皮膚の状態や用途に合わせて伸びがよく使いやすいものを選択し，1日1〜2回程度こまめに使用する。また，入浴後に使用す

るときは，水分を拭ききった後で，15分以内に塗布する。

　使用する量は，成人の手のひら2枚分の範囲に対して使用する量として，軟膏・クリームは，第1関節分（0.5 g），ローションタイプでは，1円玉大の大きさ程度が目安となる。

　保護とは，皮膚に加わる刺激から皮膚を守る「保護のスキンケア」のことをいう。排泄物による皮膚の汚染を予防するためには，排泄のコントロールが重要であるが，失禁などにより皮膚の汚染が予測される場合には，排泄物が皮膚に直接触れないようにおむつを正しく使用し，尿や便が速やかに吸収されるようにする。また，皮膚の上に撥水性の被膜を形成し，便などの刺激性の強い汚れから皮膚を守ることができる皮膚保護剤の使用を検討する。皮膚保護剤には，①皮膚の生理機能を妨げない，②皮膚呼吸を妨げず体液などの浸透を防ぐ，などの特徴がある。また，発汗による湿潤に対しては，天然繊維（綿，麻，絹など）を使用している，吸水性・熱放散性の高い寝衣を使用することで皮膚の保護につながる。さらに，移乗動作時に骨突出部をぶつけたり，ベッド上での更衣などの際に，摩擦やずれを生じさせたりするなどの刺激が加わらないようにケア方法を見直すことなども，外的な機械的刺激から皮膚を守ることにつながる。褥瘡発生時に，病棟生活のなかで発生原因が見つからない場合には，訓練での影響を考え，訓練内容などを確認し，必要に応じて訓練内容についてリハビリ担当者と調整することも必要である。

9 ｜加齢に伴う変化

　医学の進歩，福祉サービスの向上とともに，脊髄損傷者の生存率が高くなっており，高齢化も進んでいる。それに伴い褥瘡をはじめとして，その他の合併症も多く褥瘡発生リスクが高まるとともに，発生後は治療に難渋することもある。

　加齢に伴い皮膚は，皮脂分泌の低下による乾燥，表皮の菲薄化などにより，外的刺激に対して脆弱となる。さらに，身体機能の低下により，移乗や体位変換時などプッシュアップが不十分となるほか，ぶつけたり，こすったりといった機械的刺激を受けやすく皮膚の損傷リスクが高くなる。そして一度，褥瘡を発生させると再発を繰り返すこともある。

　受傷後長い間，褥瘡を発生させることなく過ごしていた脊髄損傷者が褥瘡治療のために入院となることがある。それまで自身で行えていた動作が困難となっていたり，介護者も高齢化し十分なケアを受けられなくなっていたりするなどの場合には，その後入退院を繰り返してしまうこともある。そのため入院のタイミングで生活状況を見直し，必要時には，福祉サービスの導入を提案することも必要である。なかには，それまでセルフケアを行い管理できていたという自信から，サービスの導入に積極的になれない場合もある。そのようなと

きには，それまで褥瘡の発生なく管理ができていたこと，努力されていたことを認めながら，身体の変化により生活状況やサポートについて見直すタイミングであることを伝える。患者，家族が新たな支援を受けることに対して納得し，前向きに捉えられるように支援していく。

10 | 在宅での褥瘡予防

1 マットレスの選択

　脊髄損傷者は，運動・知覚障害により，褥瘡発生のリスクが高く，身体状況に合わせたマットレスの選定が必要となる。マットレスの選択では，褥瘡予防のための体圧分散だけでなく，寝具としての寝心地や寝返り・更衣などのADL，動きやすさを考慮することが必要である。また，在宅でマットレスを使用する場合には，購入とレンタルで使用する方法がある。レンタルのメリットは，使用を開始した後でもほかのものに変更ができることや故障や汚染時に交換してもらえることなどがある。患者の状況に応じて選択するが，介護保険などの利用するサービスにより選択が変わる（詳細は，第2部6章「社会参加への道」の「1. 身体障害者手帳・介護保険」の項目を参照，90頁）。

マットレスの特徴（表2-1，図2-16，17）

マットレス選定のポイント　静止型マットレス，エアマットレスのどちらも，厚さや体圧分散機能が同等であっても，沈み込みに差があり，動きやすさを考慮した選定が必要である。個々のADLが十分に発揮できるか，介助方法に合わせて本人や介助者にとっての使いやすさを踏まえて検討することが必要である。マットレスの選定では，作業療法士との連携は必須である**（表2-2）**。

表2-1 構造によるマットレスの分類

材質	タイプ	硬さ	体圧分散性能	特徴
ポリエステル	静止型	硬い	低い	耐久性が高く通気性がよい
スプリング	静止型			一般的なマットレスでビジネスホテルなど業務用として多く使用される．背上げ機能に対応しにくい
ウレタン	静止型			厚さが増すに従って体圧分散性能がよいが，沈み込みやすくなるため動きにくくなる傾向がある
エアマットレス	エア	柔らかい	高い	空気が流動するため局所に圧がかかりにくい 柔らかいため動きにくい

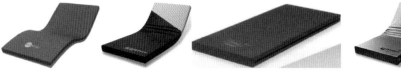

アルファプラすくっと Re®	ミルフィ	ソフィア	ディンプルマットレス
(タイカ社製) 厚さ 8 cm	(ケープ社製) 10 cm	(モルテン社製) 10 cm	(ケープ社製) 12 cm

図 2-16 静止型マットレス

・主にウレタン素材のものが多い
・減圧効果はあるが，除圧効果はない
・マットレスの厚みが増すほど減圧効果（体圧分散効果）は高い。
・同等の減圧効果であっても，沈み込みには差があるため，寝返り・座位の安定性など ADL に大きく影響する

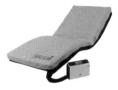 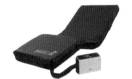 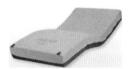

ネクサスアイビー	ビッグセルアイズ	オスカー
(ケープ社製) 12 cm	(ケープ社製) 15 cm	(モルテン社製) 17 cm

図 2-17 エアマットレス

・圧切り替えによる除圧効果がある
・リハビリテーションモードや背上げモードなどの機能があり，座位の安定や背上げ時の底づきを予防する
・縁に硬めのウレタンを併用しているハイブリッドマットレスなどもあり，体圧分散だけでなく動きやすさを考慮し製品化されているものもある。

表 2-2 マットレス選定の例（頸髄損傷 C7 レベル，女性，身長 147 cm，体重 32 kg）

マットレス（厚さ・種類）	体圧分散	評価
厚さ 9 cm のウレタンマットレス		仙骨の骨突出が著明で，局所圧が高く褥瘡を繰り返していた．移乗・更衣は自立．
厚さ 12 cm のウレタンマットレス		厚手のウレタンマットレスに変更し，仙骨部の局所圧は減少したが褥瘡発生リスクは高い状態．これ以上厚いマットレスでは移乗・更衣が困難となった．
厚さ 13 cm のエアマットレス		高機能エアマットレスでは局所圧が抑えられている．また，移乗・更衣も自立可能．

2 患者（家族）教育

　褥瘡が悪化すると，治療のため一定の姿勢保持が必要となり，車椅子による活動やベッド上での活動も制限され，身体的な苦痛だけでなく，精神的にも生活的にも負担を強いられる。褥瘡は，治療の開始が遅れると治癒も遅れてしまうため，早期発見と早期の受診が重要であることを患者（家族）が十分理解できるように指導が必要である。

褥瘡予防のために生活のなかで工夫できること

・便座，浴室，自動車などの座面の硬さを確認し，硬い面に接触する場合には，クッションを敷くなどの対策を行う。

・ベッド，マットレス，車椅子クッション，車椅子などは，定期的にチェックを行うとともに，耐用年数を考慮して交換を行う。

・合併症などの発生により，普段通りに身体が動かせないときや飲酒後などはいつも通りの体位変換ができなくなることがあるため，褥瘡発生リスクが高くなる。日々の健康管理が重要である。

・ぶつける，転落，爪でひっかくなどでも容易に皮膚は損傷する。褥瘡好発部位は，毎日1回は，見て触って確認する習慣をつける。

・褥瘡を発見したら，自己対処でなく早期に主治医の診察を受け適切な対処ができるようにする。

旅行先などいつもと違う環境
　旅行先などでは，通常の生活と環境が変わるので，事前に情報収集し状況を確認する必要がある。そのうえで，持参するもの（携帯用便座シートや保護マットなど）を検討できるように指導する。また，体位変換をこまめに行うなど普段の生活以上に注意を払う必要があることを指導する。

パラスポーツと褥瘡
　パラアスリートは，日常生活で車椅子を使用することに加えて，競技用車椅子も使用している。競技用車椅子は，日常生活で使用する車椅子とは異なる。車椅子と身体をベルトで固定するなど，通常とは異なった部位に褥瘡発生リスクがある。また，競技中には皮膚の摩擦やずれなどが大きく頻繁に加わってしまうなど褥瘡発生リスクが高くなることもある。競技によっては，強い圧迫，摩擦，ずれが生じやすく，深部組織損傷（DTI）も発生しやすい。さらに，試合など遠征のために自動車，電車，飛行機など長時間の移動を行うこともあるため，競技中，移動中などあらゆる場面での褥瘡予防を考えることが必要である。

引用文献

1）日本褥瘡学会（編）：褥瘡予防・管理ガイドライン．照林社，2009

1 | 脊髄損傷者の排便障害

　脊髄を損傷すると，受傷直後の急性期は，腸蠕動運動が麻痺して麻痺性イレウスのリスクが高くなる。肛門括約筋は弛緩し，水様便や軟便を失禁する場合もある。急性期を過ぎると腸蠕動運動は次第に回復してくる。経口摂取が開始され，消化管運動の回復に合わせて排便のコントロールが必要となる。完全麻痺では，肛門括約筋を随意的に収縮させることができないため，直腸まで下降してきた便は反射的に排泄される。排便をコントロールするには，食事に伴う蠕動運動や排便反射を利用し計画的に排便を行う必要がある。

　便失禁は，精神的なショックも大きく，社会生活を送るうえで大きな妨げになる。直腸障害の状態に応じた排便コントロールを行い，失禁の心配を最小にする支援が必要である。また，排便をコントロールするには，薬剤の使用や摘便といった物理的な刺激が必要となる。長年にわたり負担のかかる排便を行うことで，腸内細菌のバランスが崩れたり，脱肛や肛門の外傷といった合併症が生じることにつながる。排便をコントロールするとともに，自然な排便を目指し合併症を予防することが重要である。

2 | 排便習慣の獲得

1 排便コントロールの目的

　排便コントロールの目的は，以下のとおりである。
・排便習慣を確立する。
・便秘を予防する。
・直腸の過伸展による自律神経過反射を予防する。
・失禁を予防する。
・社会復帰の妨げにならない排便習慣を獲得する。

2 排便コントロールの開始時期

　腸蠕動運動が正常になったとき，または，自然排便がみられたときより開始する。この時期より，グリセリン浣腸を行う。

3 排便時間のコントロール

　胃結腸反射がみられる，朝食後30〜60分を排便時間とし，その前に失禁があっても実施することで排便習慣をつけていく。また，その日の排便時間に排便がなくても，次の日の排便時間は変更せず実施し，一定の時間を守って実施

することを繰り返す。

　暴飲暴食は禁止し，コントロールがつくまでは間食も禁止することで，自身の消化管の動きを把握することができる。排便回数は，受傷前の排便習慣を参考にし，毎日から隔日，2日おきと間隔を空けていく。上肢の麻痺があると，排便に介助を必要とする場合が多く，退院後は訪問看護の支援を受けることも多い。このような場合は，訪問看護を利用できる日に排便を合わせるようにコントロールしていく。排便の間隔を空けるときは，便の貯留により腹部膨満や食欲に異常がないか観察を行う。排便間隔を空けることで，宿便をみないようにコントロールすることが望ましい。

4 患者への指導

　全介助で排便を行う患者は，自分の身体から排便している感覚を時として忘れる。また患者にとって，精神的に受け入れ難いものの1つである。しかし，排便コントロールが狂うと，社会生活が成り立たなくなること，イレウスなどを発症するリスクがあることを伝える。イレウスも感覚のある人と違い，起こっても腹痛がなく発見時は腸の壊死などを起こしていることまでも伝え，排便がいかに大切か時間をかけて理解してもらう。

　患者本人が理解し，介護者にアサーティブに依頼できるようになることを目標とし，かかわりをもつ。おむつは褥瘡の原因になるばかりでなく，理学療法や作業療法中の股関節の運動の妨げにもなるため，排便をコントロールしおむつをつけずに生活することを促す。

3 ｜ 排便方法の選択

1 ベッド上での排便（ビニール排便手順，図 2-18）

　ベッド上では，通常，差し込み便器やゴム便器を使用するが，知覚障害のある殿部に硬い便器を使用するのは褥瘡発生のリスクとなるため避ける。急性期は，損傷部位の安静を保たなければならないため，仰臥位で，ビニールを使用して排便を行う。側臥位がとれるようになれば，殿部が観察しやすいよう左側臥位で行う。この方法は，急性期から起立性低血圧の症状が強く，座位が不安定な時期に行う。ほかにも，トイレでの排便が実践できるようになったあとも，出先などで使用可能なトイレがないとき，体調不良でトイレでの排便が困難なときなどにも活用できるため，患者や家族にもその方法を指導しておくとよい。

2 ベッドから便器へ

　C4・5頸髄損傷者のトイレ排便は，生理的には有効である。しかし，便座に座る排便方法は，座位の保持が難しく，排便による血圧の下降に加え，座位による起立性低血圧でショック症状を起こすことがあるため危険性が高い。その

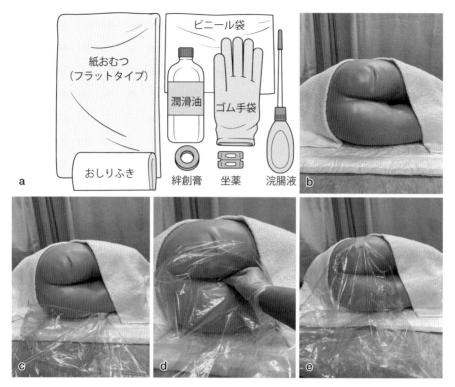

図 2–18 ビニール排便法 (側臥位)

A. 必要物品 (a)
1. 透明なビニール袋〔46×60 (20 号) くらい〕
2. 紙おむつ
3. 使い捨てゴム手袋またはビニール手袋
4. 絆創膏
5. 潤滑油
6. 坐薬または浣腸液
7. おしりふき

B. ビニール排便法の手順 1 (b〜e)
　　〔坐薬を使用し，側臥位で行う場合〕
①患者に排便介助を行うことを説明し，カーテンを閉める。
②ポジショニングピローを使用し，左側臥位の安楽な体位とする。
③下になっている殿部とシーツの間に，汚染防止のために紙おむつを敷く(b)。
④紙おむつと殿部の間にビニール袋の口の一部を挟みこむ (c)。
⑤坐薬をビニール袋の内側の端でつかみ，肛門に挿入する (d)。
⑥ビニール袋の残りの口の端を，右腸骨のあたりに粘着テープで固定し，殿部をビニール袋で包むようにする
　(e)。
⑦腹部マッサージを自力で可能な患者にはその動作を続けるように説明し，掛け物を掛けて時間を待つ。
⑧10〜30 分経過後，介助者 1 人は腹部マッサージを行い，あるいは患者に腹圧をかけてもらい，もう 1 人が
　摘便を実施する。
⑨摘便終了後，肛門周囲に付いた便を拭き取る。
⑩患者に排便量を確認してもらう。
⑪摘便の刺激により，少し遅れて便が下降する場合があるので，紙おむつを敷いて，しばらく様子をみる。
⑫使用したゴム手袋やおしりふき，ぬれタオルは，ビニール袋に入れ，所定の場所に捨てる。

（つづく）

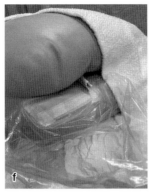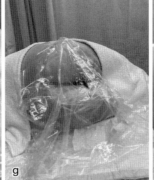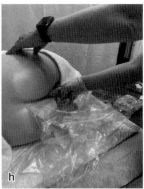

f：ビニール袋のセッティングが終　g：浣腸終了後　　　　　　　　　h：摘便しているところ
　　わったところ（②〜④）

図 2–18　ビニール排便法（側臥位）（つづき）

C．ビニール排便法の手順 2 (f〜h)
　　［浣腸を使用し，側臥位で行う場合］
①手順１の①〜③と同じ。
②ビニール袋の口の一方を，肛門の下に粘着テープでしっかり止める。
③ビニール袋の内側で，紙おむつと殿部の間におしりふきをしっかり挟みこむ。浣腸液がビニール袋の外に流
　れるのを防止するために，浣腸液の量により挟みこむおしりふきの量を調節する。
④浣腸液が前方に流れるのを防ぐため，陰部におしりふきを挟みこむ。
⑤浣腸液を注入する (g)。
⑥手順１の⑥〜⑫と同じ (h)。

左殿部に褥瘡などの傷がある場合は，汚染を防ぐため，手順 2 の方法で行う

ため，介護者がそばを離れずに介助にあたる必要がある。排便時間がかかるた
め，無理はせず，実施時には十分注意が必要である。
　トイレでの排便は，ベッドから車椅子，車椅子からベッドへの移動が自力で
行えるようになったら次の段階を踏んで行う。
　　・車椅子から便座へ，便座から車椅子へ移動できるか評価。
　　・移動できるようであれば，ベッドの上でズボン，パンツを脱ぎ，トイレに
　　　行く。
　　・スムーズに便座に移れるようになったら，次に，ズボン，パンツをはいて，
　　　トイレに行き，車椅子上または便座上でズボン，パンツを脱ぐ練習を行う。
　坐薬や，浣腸の挿入，摘便などは患者個々に合わせて介助点を計画立案し，
少しずつ拡大していく。

③ 外出先での排便

　長期にわたり自宅を離れるときには，外出先での排便の機会もある。現在は
バリアフリートイレが多く設置されているが，便器の高さや手すりの配置など
は個々に違いがあるため，事前に確認しておくとよい。外出時は，日課と異な
る生活となり食事も不規則になることが多いため，便失禁に対する準備もして
おく必要がある。

4 摘便

摘便は，直腸内に停滞している便を指で摘出する方法である。肛門に物理的な負担がかかるため，潤滑液を使用して行うとともに，愛護的に行う必要がある。自力で摘便を実施するときは，肛門に知覚がないことから無理な摘便をしてしまうことがある。無理な摘便は，粘膜を傷つけ出血することもある。繰り返すことで習慣化し，脱肛や痔核の発生原因にもなる。脊髄損傷者は長期にわたり摘便が必要となるため，日々の手技を丁寧に行うよう指導を行う。

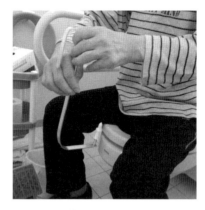

図 2-19 坐薬挿肛器

5 坐薬挿入と浣腸

摘便のみでは直腸内の多量の便を排出できないときは，グリセリン 120 mL による浣腸を試みる。患者自身が自力で行う場合には，介助と同じ手順で行うが，指の麻痺があるため，浣腸液注入などの動作は非常に困難である。C7 頸髄損傷以下であれば若干可能となる。坐薬の挿入に関しては，坐薬挿肛器 (図 2-19) も開発されているため，試してみるとよい。

6 洗腸療法

洗腸療法とは，肛門から逆行性に微温湯を注入し結腸内に停滞している便を排泄させるものである。結腸内の便を排泄させることで，長時間にわたり直腸まで便が下降しないようコントロールすることができる。食事管理や下剤の使用，坐薬や浣腸を使用して排便を試みても十分な排便ができない場合に使用を検討する。適応があるか確認し医師と相談して導入する (表 2-3)。

7 人工肛門

上記の手段を試みても排便のコントロールが困難，肛門付近に褥瘡が生じ排泄物による汚染を避けたい，介助者の負担軽減など，さまざまな理由から人工肛門を選択することがある。外科的手術で腹部に人工肛門を造設するため，人工肛門造設後の管理について，事前に十分説明することが重要である。

盲腸ポートは，ボタン型の胃瘻カテーテルを手術で盲腸に留置するものでカテーテルから浣腸液を注入し排便を促す方法である。順行性の浣腸であり大腸内の便をスムーズに排出させる効果が期待できる。腹部からの注入操作となるため自己管理しやすいが，手術が必要であり，ポートによる合併症予防を含めた管理が必要となる。2023 年時点では保険対象外の手術となっている。

表 2-3 洗腸療法の適応と不適応

洗腸療法の 適応	①洗腸療法を行う意思がある ②医師の許可を得ている ③消化管に病変がなく，全身状態が安定している ④1 時間程度の座位がとれる ⑤生活のなかで介助を含めて，洗腸療法を行う時間と場所を確保できる
洗腸療法の 不適応	①腸穿孔などの危険がある（結腸に病変があるなど） ②結腸の切除などで，十分な長さがない ③学童期に達しない年少児や体力がない ④洗腸療法を受け入れていない ⑤介助を要する場合，介助を行う家族などに理解力がない，または協力が得られない ⑥精神的に不安定，または知的障害がある ⑦不安が強く過度に緊張しやすい ⑧生活のなかで介助を含めて，洗腸療法を行う時間や場所の確保ができない

8 下剤の使用

排便習慣や反射を利用しても宿便傾向にある場合は，下剤の使用を検討する。下剤は主に，非刺激性下剤と刺激性下剤に大別される。非刺激性の下剤は，大腸を直接刺激せず，便の状態をコントロールすることによって排便しやすくする。刺激性下剤は，大腸を刺激することで蠕動運動を促進させ排便を促す。慢性期の脊髄損傷者は便秘に傾くことが多い。便の通過時間が短く水分が多い便は失禁につながるため，ブリストルスケール (図 2-20) は低め（水分の少ない便）でコントロールする。

4 ｜排便管理の指導

1 排便のアセスメント

ブリストルスケールを用いて，便の性状をアセスメントする (図 2-20)。

2 薬の使い方

排便する前の夜に，下剤を服用して便の硬さを調節する。種類・量・服薬時間を調節し，患者に合った条件で用いる。下剤の特徴を説明し，便の性状を確認し本人と相談しながらコントロールする (表 2-4)。

3 食事の管理

頸髄損傷の場合，嚥下障害が出現する場合があるので嚥下機能を評価し，食事の形態や摂取方法を工夫する。

急性期は，上肢の残存機能を十分使うことができないことと，損傷部位の安静を第一に考慮し，食事は全介助となる。安静を目的とした頭蓋牽引やカラー

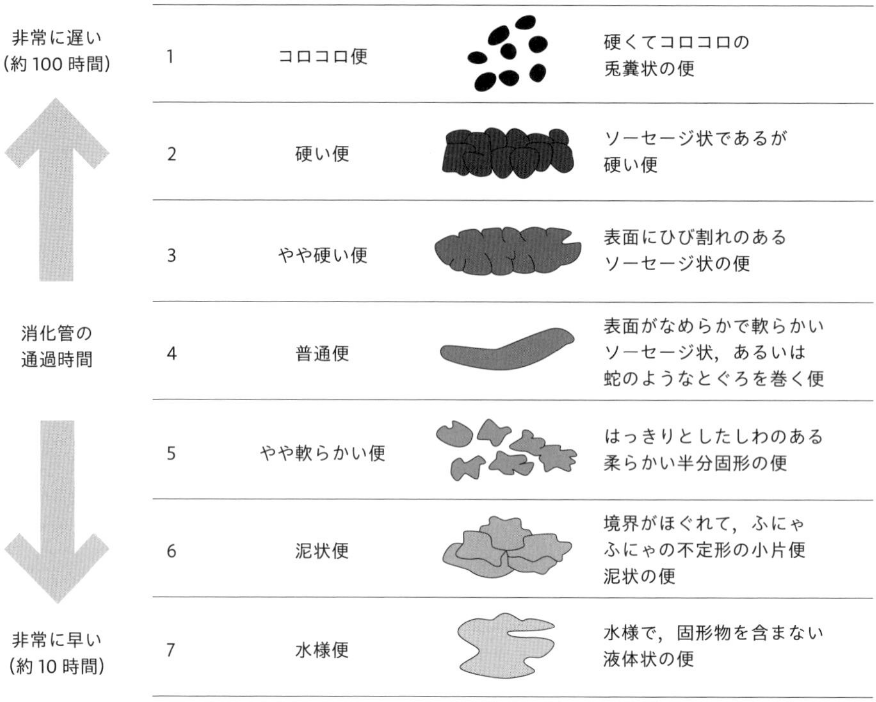

		1	コロコロ便		硬くてコロコロの 兎糞状の便
非常に遅い (約100時間)		2	硬い便		ソーセージ状であるが 硬い便
		3	やや硬い便		表面にひび割れのある ソーセージ状の便
消化管の 通過時間		4	普通便		表面がなめらかで軟らかい ソーセージ状，あるいは 蛇のようなとぐろを巻く便
		5	やや軟らかい便		はっきりとしたしわのある 柔らかい半分固形の便
		6	泥状便		境界がほぐれて，ふにゃ ふにゃの不定形の小片便 泥状の便
非常に早い (約10時間)		7	水様便		水様で，固形物を含まない 液体状の便

図 2-20 ブリストルスケール

(Longstreth GF, et al：Functional bowel disorders. Gastroenterology 130：1480-1491, 2006 より)

表 2-4 下剤の種類

下剤の種類	一般名	商品名	作用
浸透圧性下剤	酸化マグネシウム	マグミット，カマ	浸透圧を高めて腸内に水分を引き出す。
	マクロゴール 4000	モビコール	
大腸刺激性下剤	センノシド	プルゼニド	大腸の筋層間神経叢に作用して蠕動運動を促進。腸管からの水分吸収を抑制。長期連用により耐性が出現するので注意。
	センナ	アローゼン	
	ピコスルファートナトリウム	ラキソベロン	
上皮機能変容薬	ルビプロストン	アミティーザ	小腸内での浸透圧性の分泌を促進し，分泌された水分によって便を柔らかくする。
胆汁酸トランスポーター阻害薬	エロビキシバット	グーフィス	胆汁酸の再吸収を抑え，大腸管腔内への水分分泌や消化管運動を促進する
坐薬	炭酸水素ナトリウム・無水リン酸二水素ナトリウム	新レシカルボン	二酸化炭素が腸を刺激して蠕動運動を促す
	ビサコジル坐剤	テレミンソフト	直腸粘膜を直接刺激して腸蠕動を促す

により，頸部が固定されているため，誤嚥しやすいので十分注意する。また，骨の固定方法によって，固定プレートが食道を圧迫し，細くなっていたり，スクリューで食道が圧迫されていたりすると，飲み込みにくかったり，誤嚥しやすい。気管切開や人工呼吸器を使用している場合もある。経口摂取開始時は，嚥下評価を行い段階的に形態を上げていく。食事介助時は，ムセや誤嚥に注意し，飲み込みづらいなどの症状があるときには，原因を追求する。食事は規則正しくとり，排便コントロールがつくまでは，間食を避けることが望ましい。

　積極的に排便コントロールを行っていくと，毎日1回，排便誘導時間にのみ排便がみられ，ほかの時間に便失禁が起こらなくなる。しかし，行動範囲が拡大されると，間食の機会も増えるため，便失禁を起こしてしまうこともある。

　便失禁は，訓練の妨げになり，将来的に社会復帰にあたっての障害（外出中に失禁してしまう。失禁を恐れて，外出に消極的になるなど）になるので，患者には排便コントロールの必要性を十分に説明するとともに，失禁を起こした理由を一緒に考え，患者が主体的に排便コントロールに取り組めるように指導する。

　排便コントロールの基本は食事である。決まった時間に十分咀嚼して食べる習慣をつけるようにする。食事はバランスよく，食物繊維や乳酸菌を摂取し，腸内フローラを整える意識をもつことが必要である。便失禁をしたくないという思いから食事量を減らそうとする患者もいるが，食事量が少ないと，腸蠕動も鈍くなりかえって便秘に傾いてしまうことになる。また冷たい食品や飲料，刺激物などは，腸蠕動を亢進させ便失禁を招く。入院中に失禁がほとんどなかった人も，退院後食生活が乱れることで便失禁を経験することは多い。入院中から退院後の食事に対する指導や規則正しい生活の必要性を伝えておくことが重要である。

4 合併症予防

麻痺性イレウス　健常者がイレウスを起こすと，激しい腹痛を伴うが，知覚や痛みのない脊髄損傷者の場合，嘔吐や腹部膨満，首・肩の痛みなどから異常に気づくことができる。医師に報告し，早期に診察してもらうことが重要である。

痔核・出血　排便時の摘便は，肛門や腸管への物理的な刺激となる。排便は生きていくうえで継続的に繰り返すため摘便は愛護的に行う必要がある。しかし，脊髄損傷者は知覚が麻痺していることから力を加減するのが難しい。便失禁への不安から必要以上に摘便を行ってしまう患者もいる。皮膚や粘膜は損傷しやすく，無理な排便によって出血することもある。損傷を繰り返すと痔核が形成され，外科的な治療が必要になることもある。排便時の物理的刺激は最小にするよう指導を行う。

脱肛　排便に時間をかけ，長時間いきみを繰り返すことで脱肛が生じる。排便

終了後は，脱肛がないか確認し，生じていれば肛門内に戻す必要がある。

<u>失禁関連皮膚炎（IAD）と褥瘡</u>　失禁により肛門周囲に排泄物が付着すると，アルカリ性の消化液によって皮膚が刺激され皮膚トラブルを起こす。水様便は消化液を多く含み，下痢を繰り返すことでIADのリスクは高まる。失禁時は速やかに排泄物を除去すること，排泄の後は排泄物が皮膚に付着していないよう保清することが重要である。在宅では，排便後に入浴し皮膚の保清をするとともに皮膚の状態を観察するとよい。

⑤ 排便に対する満足度

　排泄習慣は幼少期に身に付け，排泄は羞恥心を伴うものとして自身で管理されるものである。排泄物や匂いは汚いものとして認識し，他者に排泄を介助されることは，アイデンティティが損なわれることにつながるものである。脊髄損傷によって，運動・知覚障害となりさまざまなショックを受けているなかで，排便も他者に介入されることは，患者にとって精神的な負担の大きいものである。脊髄損傷者の排便は時間がかかり生活のなかで大きな負担となることが多い。障害を受け止め新たな排便方法に適応していく必要があるが，個々にその適応は異なり，排泄に対するこだわりも同じである。1人ひとりの思いを受け止め，患者自身が管理できる排便方法をともに考えていく姿勢が必要である。

POINT

訪問看護ステーションなどの看護師に排便介助を依頼する場合

　訪問看護ステーションの看護師が週何回訪問できるか知り，訪問に合わせて排便をコントロールする。回復期に入ると，医療ソーシャルワーカー（MSW）と相談し，社会的資源をどのように使うか，検討が必要となる。

POINT

側臥位でのビニール排便法は介護者の声で生まれた！

　40年前，当院での頸髄損傷者の排便方法は，仰臥位で，ゴム便器を使っていた。看護師2人が患者の両側につき，殿部を持ち上げ，1人の看護師がゴム便器を殿部の下へ挿入していた。家族への指導も同様であった。

　ある日，ラグビーで受傷したC4頸髄損傷者の母親に退院指導したところ，母親はこう言った。「私は，おしっこのことも，お風呂に入れることも，車椅子に乗せることもできるようになりました。でも便だけは父親がいないとできません」。

　この言葉にハッとした看護師は，なにもゴム便器を使わなくてもいいのではないか，仰臥位でなくてもいいのではないか，横向きで後片づけしやすいようにビニール袋を使ってみよう！　とビニール排便法を考案した。

3 ┃ 排尿管理

脊髄を損傷すると急性期には排尿反射が消失し，尿閉となる。数週間後，脊髄の機能が回復してくると，仙髄の反射によって膀胱は不随意の収縮をするようになり尿失禁が始まる。受傷後3〜4か月以降になると，蓄尿と反射性の失禁を繰り返すが，膀胱と尿道括約筋の協調が取れず残尿が生じるようになる。不全麻痺の場合は，尿意を感じたり，随意的に排尿が可能となる場合もあるが，残尿測定を行い自排尿のみで十分な排尿が行えているか評価していく必要がある。

表 2-5 尿路管理の 3 原則

①高圧排尿を予防する
②尿路感染を予防する
③可能であればカテーテルフリーの状態とする

表 2-5 の 3 点が脊髄損傷者の生涯を通じての尿路管理の基本である。これらは，脊髄損傷者が合併症を起こさずに生活していくために重要なことであり，この原則を踏まえて尿路管理について考えていく。

1 ┃ 排尿機能の評価

急性期を脱したのち，泌尿器科医師とともに回復しつつある排尿機能の評価を行い，将来の生活を考えた排尿方法を選択していく。

完全麻痺の場合，自排尿の回復は見込まれずカテーテルによる排尿が必要となる。不全麻痺の場合は，将来的に自排尿が可能となる場合もあり継続的に観察を行い，排尿方法を選択していく。

1 膀胱内圧測定による評価

泌尿器科医師により実施され，結果をもとに患者に合った排尿方法を選択していく。膀胱内圧測定では膀胱知覚（尿意），膀胱壁のコンプライアンス（伸縮性），膀胱容量，排尿筋過活動の有無などがわかる。

2 尿意・自排尿（尿もれ）・残尿

尿道留置カテーテルを抜去した後，観察・評価を行う。不全麻痺の場合，尿意・自排尿（尿もれ）・残尿の観察は，自排尿のみで有効な排尿が行われているか判断するうえで重要である。排尿日誌を記入し，自排尿（尿もれ）がいつどの程度あるのか，そのときに尿意はあるのか，自排尿後に残尿があるかを確認していく。排尿日誌は，看護師が患者とともに記入し，数日分の記録を確認し評価していく（**図 2-21**）。

起床・就寝時間，排尿時間，排尿量を軸とし，尿意，尿意切迫感，失禁の有無を参考に記載するとよい。ほかにも生活のなかで尿量をコントロールしてい

排尿日誌

　　　月　　日（　　）　　　　　　　　起床時間　　　時　　　分
　　　　　　　　　　　　　　　　　　就寝時間　　　時　　　分

メモ（体調など）

	時間 （　時　分）	排尿 （○印）	排尿量 (mL)	もれ （○印）	水分摂取 (mL)	その他
1						
2						
3						
4						
5						
6						
7						
8						
9						
10						
11						
12						
13						
14						
15						
16						
17						
18						
19						
20						
	合計	回	mL		mL	

図 2-21 排尿日誌の付け方

くためには，水分摂取量や外気温，発汗の有無などを記載しアセスメントのための情報とする。

①尿意

　尿のたまった感じ，ゾワゾワする感じ，たまった感じは曖昧だけど尿が出る

ときは感じるなど，個々に感じ方に違いがあるので，尿パッドを交換するときなどに詳しく聞き取りを行い，尿意を確認していく。

②自排尿（尿もれ）

随意的に自排尿が行えているか，尿パッドが汚染されていることで気づくか，量はどの程度か確認する。尿もれの頻度やどのようなときに尿もれが起きるのか観察する。

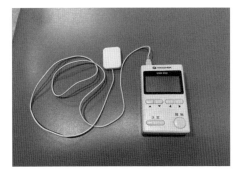

図 2-22 ゆりりん®（超音波残尿測定装置）

③残尿

導尿法と超音波による残尿測定装置を使用して測定する方法がある。導尿は，正確な残尿量を測定できるとともに，残尿を排出することができるので間欠導尿と同じ効果が得られる。一方，超音波残尿測定装置のほうが患者の身体的・精神的侵襲は少なく行うことができる。専用機器があり，看護師は臨床で正しい使用方法を習得し実施する必要がある**（図 2-22）**。

2 ｜ 排尿方法の選択（表 2-6）

自排尿がない，自排尿や尿もれがあるが 100 mL 以上の残尿がある場合は，カテーテルを使用した排尿が必要となる。自己導尿の手技が可能であれば清潔間欠導尿を行う。自己導尿は，カテーテルを尿道に挿入するだけでなく，物品の準備から座位姿勢の保持，尿の廃棄を含めた片づけ，更衣動作も含めて評価する必要がある。一定の条件下で自己導尿が可能であっても，外出時や夜間の自己導尿が困難なことがある。介助者がいることで導尿できる場合も，24 時間を通して導尿を継続していくことが可能か評価する必要がある。夜間や外出時

表 2-6 排尿方法の決定に向けた支援

自排尿がない・自排尿があるが残尿が 100 mL 以上→カテーテルによる排尿
①自己導尿が可能→間欠自己導尿
②一定の環境下で自己導尿が可能，介助者がいることで自己導尿が可能→自己導尿，介助導尿，間欠式バルーンカテーテルの併用
③自己導尿が不可能→カテーテル留置，膀胱瘻
自排尿や尿もれによって残尿なく排尿ができる
①尿もれがある→おむつ，尿パッド，コンドーム型男性用集尿器
②尿もれがない→トイレ，尿器

など生活場面を想定して自己導尿が困難な場合は，間欠式バルーンカテーテルの併用も検討する。自己導尿での排尿ができない場合カテーテル留置が必要となる。長期的な留置が必要となるため，膀胱瘻の造設を検討する。

　排尿方法は，排尿機能，運動機能，退院後の生活などを配慮し選択していく。1日に複数回，毎日繰り返される行動であり，患者や介護者が継続して健康的に排尿を維持できる方法を選択する必要がある。患者・家族の思いを聞き取り，医師やセラピストと相談しながら，患者・家族が継続していけるよう説明と指導を行っていく。

1 清潔間欠導尿（clean intermittent catheterization：CIC）

　運動機能が完全麻痺の男性頸髄損傷者では，残存上肢機能が改良 Zancolli 分類で C5B，同様に女性頸髄損傷者では，ベッド上開脚位であれば C6B までなら実施できる可能性がある[1]。頸髄損傷者は，手指の屈曲ができず，カテーテルを指でつまむ動作は非常に困難である。しかし，手関節の背屈ができるので，背屈によって母指と示指が閉じることによるつまみ動作ができる。カテーテルをつまむ練習や，両手でカテーテルをはさむ練習をして，尿道口に挿入できるよう訓練する。また，ピンチ力を強化する自助具を使用する。

　体位は，長座位から練習していき，利き手を上にした側臥位，車椅子上へと進める。トイレへの移動も可能になればトイレでの訓練へと進める。ただし，カテーテルが尿器や便器にうまく入らないときは，ロングタイプのカテーテルを使用したり，採尿器を工夫したりする必要がある。

　清潔間欠導尿に用いるカテーテルには，再利用型のカテーテルと使い捨てのカテーテルがある（図 2-23，24）。使い捨てのカテーテルには，親水性コーティングが施された製品もあり，保存液や潤滑剤が不要であることから，携帯に便利であり災害時にも活用できる。

　CIC の一番の目的は，膀胱内に尿を残さないことである。清潔に行うことも

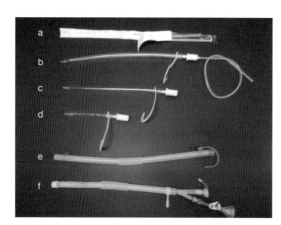

図 2-23 カテーテルの種類
a：ネラトンカテーテルアダプター付（単回使用）
b：男性用セルフカテ（EX）エクステ付
c：男性用セルフカテ
d：女性用セルフカテ
e：男性用セルフカテ（折りたたみ式）
f：間欠式バルーンカテーテル

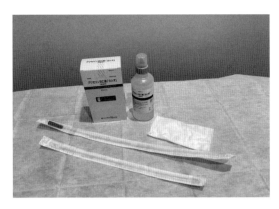

図 2-24 清潔間欠導尿 (CIC) に必要な物品と手順

①必要物品
カテーテル，潤滑液，ウェットティッシュ，尿器
②手順
石鹸で手を洗う→物品を準備する→導尿しやすい姿勢をとる→尿道口を確認する→尿道口を拭く→カテーテルを挿入する→尿が出てきたらカテーテルを 2 cm 程度押し進め固定する→尿が止まったらカテーテルをゆっくり引き抜く→尿の量・性状を観察する→後片づけをする

大切であるが，清潔な手技にこだわり自己導尿に対する困難感を高めないようにかかわる。尿路感染を予防するためには，膀胱内の菌が繁殖しないよう1日6回程度は実施するよう指導する。

② 間欠式バルーンカテーテル

　一時的に留置し，再利用が可能なカテーテルである。バルーンに充塡する蒸留水がセットされており，CIC を実施している人が生活場面によって使用する。外出時や就寝時に使用することが多く，環境に左右されることなく外出でき，介護負担の軽減にもつながっている。しかし，自力でカテーテルを挿入しバルーンを膨らませるため，尿道損傷などのリスクもある。使用方法や手技は医療者に十分指導を受け，合併症などのリスクを理解したうえで使用する必要がある。CIC を実施している人にとって，カテーテルの留置は，排尿に対する負担が少なく，長時間使用したくなってしまう傾向にある。繰り返し使用するカテーテルを長期留置することで尿路感染症のリスクは高まる。また尿道留置カテーテルと同様の合併症も生じる可能性がある。医師や看護師と十分話し合ってから導入すること，また，継続的に通院し使用状況を確認することが合併症の予防につながる。

③ カテーテル留置（尿道・膀胱瘻）

　カテーテルは，急性期から尿道に留置されているが，排尿機能の評価をした後，カテーテル留置となった場合，尿道に留置するか膀胱瘻を造設するかは医師と相談して決めていく。尿道留置の場合，太いカテーテルは使用できないため，カテーテルが詰まりやすい場合は適さない。また，長期に留置することで，尿道皮膚瘻ができるなど合併症のリスクがある。また，高齢の脊髄損傷者の場合，運動機能の低下や社会生活を重視するなどの理由からカテーテル留置を選択する場合もある。推奨される方法でない場合も，個々の生活や QOL を考え選択肢の1つとして考えていく必要がある。

カテーテルを使用せずに排尿でき，残尿が 100 mL 以下であれば自排尿となる。回復期になると，脊髄反射がみられはじめ，膀胱の収縮がみられるようになる。反射によって排尿がみられることがあるが，溢流性失禁の場合もある。患者は自排尿への期待があるため，腹圧をかけて排尿しようとするが，溢流性失禁の場合，上部尿路への逆流のリスクが高まることから，患者には排尿のメカニズムを伝えながら，無理な腹圧をかけないよう指導する。

<u>尿パッドやおむつ</u>　反射で自排尿がある場合，パッドを使用し尿もれに対応する。尿もれが起きる状況をアセスメントしコントロールするとともに，もれがあっても適切に吸収できるようパッドを使用していく。尿パッドは，吸水部分が尿道口に密着していることが重要である。尿勢が弱いもれの場合，尿が皮膚を伝って流れるため，パッドと尿道口の間に隙間があると，脇もれの原因となる。パッドが少ししか吸収しておらず，脇からもれて衣類を汚染してしまうようなときは，パッドがどのように当たっているか確認しながら外し原因を探る。

<u>コンドーム型集尿器</u>　男性の場合，反射で自排尿があれば使用できる。カテーテル留置に比べ尿路感染症の発生リスクは少ないが，陰茎の浮腫，損傷などが生じることがある。合併症を予防するため，サイズを測り最適なサイズを装着すること，基本的に毎日交換すること，着脱時に皮膚を傷つけないよう愛護的に行うことなどの注意が必要である。

3 ｜ 内服の併用

内服薬を使用して排尿をコントロールするときには，期待する効果や副作用を理解して，患者へ指導するとともに，症状の変化を観察する。

1 排尿筋の収縮を抑制する

<u>抗コリン薬</u>　オキシブチニン塩酸塩（ポラキス®），プロピベリン塩酸塩（バップフォー®）

オキシブチニンは認知機能の低下やせん妄が懸念され，高齢者への投与は勧められていない。副作用として口腔内の乾燥があり，水分摂取のコントロールに影響を及ぼすことがある。腸管の収縮も抑制に働くため便秘傾向に傾くことがある。

2 尿道抵抗を低くする

α_1遮断薬　タムスロシン塩酸塩（ハルナール®）：血管収縮を抑制するため，副作用として起立性低血圧がある。

<u>膀胱排尿筋の収縮力を強めるコリン作動薬</u>　ベタネコール塩化物（ベサコリン®）：副作用としてコリン作動性クリーゼ（発汗，縮瞳，腹痛，下痢など）があ

り，初期症状に注意が必要。

4 ｜排尿管理と指導

　長期にわたり尿路を健康に管理していくためには，尿路感染症や高圧排尿による上部尿路への逆流を予防しなくてはいけない。尿量・性状の観察は習慣的にできるよう，入院中から本人とともに観察し，自己管理ができるよう指導しておくことが重要である。

1 CICの管理

　1回の排尿量を400 mL以内にできるよう4〜6時間ごとに行う習慣を身につけなければいけない。そのためには，長時間排尿しないと逆流によって腎機能を荒廃させるリスクがあることを十分理解してもらう必要がある。同時に，定期的に排尿することで，尿路感染症のリスクを低減できることも説明しておく。カテーテルを衛生的に保つことも重要だが，定期的な排尿が尿路感染症の予防につながることを繰り返し指導する。

2 カテーテル留置の管理

　定期的な尿流出のチェックが必要である。カテーテルの屈曲により尿の流出が妨げられると膀胱に尿がたまり，膀胱の過伸展につながる。カテーテルが衣類によって隠されていると自身の身体でカテーテルを潰してしまう可能性もある。車椅子乗車時などは，姿勢を整えたあとにルートの確認を行う習慣を身に付けることが大切である。ほかにも身体を移動させたあとにはカテーテルの屈曲やねじれがないか，その都度確認していく必要がある。カテーテル留置では，膀胱結石やカテーテル閉塞のリスクがあり，当院では膀胱洗浄を指導している（図2-25）。膀胱内の沈殿物を除去し，カテーテル内腔に付着したものを洗い流すことを目的として実施している。膀胱洗浄は，本人による実施が困難な場合は介護者に指導する。

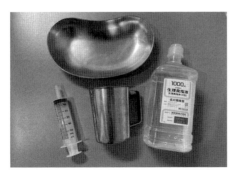

図 2-25 膀胱洗浄物品
カップ，カテーテルチップシリンジ，生理食塩水，膿盆

③ 水分摂取について

　健常時，人は特に意識せずに排尿を行っている。しかし，受傷後の生活では意識下で排尿を実施していかなければ，合併症に繰り返し悩まされ，短命になることさえ考えられる。そのことを看護師は十分に認識し，患者と介護者に指導・教育を実施する。

　回復期に尿量や性状を伝えたり見せたりする理由は，排尿に関心をもたせ，患者がみずから主体的にかかわり，自身ができなくても他者に「尿が汚いので水をください」「今日の尿量は少ないのでもう少し水を飲みます」などと依頼できるようにしていくためである。

　尿路感染症などの合併症を予防するため，排尿の方法により飲水量や摂取する時間を調整していく必要がある。

CIC　1日の尿量は1,200〜1,500 mLを維持できるようにして，1回導尿量は，400 mLを超えないように設定する。導尿時間は4〜6時間ごとが原則であり，当院では，導入時は体位変換の時間に合わせ3時・7時・11時・15時・19時・23時に実施している。日課に合わせて時間を調整するとともに飲水量で排尿量をコントロールする。飲水量をコントロールするときも，排尿日誌は有効である。夜間尿が多く，午前中に飲水量を増やし午後から減らしても改善しない患者もおり，間欠式バルーンカテーテルの夜間使用を検討する場合もある。

カテーテル留置　1日の尿量は2,000〜2,500 mLを保つよう指導している。膀胱内やカテーテルに結晶成分や浮遊物が停滞しないよう，流れをよくしておくようにする。上肢の麻痺があり，自力での水分摂取が困難な場合は，飲水用のボトルとストローを準備し，介助者がいなくても水分をとれる環境を整えることが必要となる。チューブを手に取り，口元まで持っていけない人には，さらに，チューブに針金をらせん状に巻きつけ，チューブの先端が口元に来るように固定する。スポーツ選手が使用する市販のボトルを利用してもよい**(図2-26)**。

　注意点として，飲んだ後に吹き返しをしないと，ストローから水が出っ放しになり，水浸しになってしまう。

飲料との関係　アルコール類やコーヒー，お茶，炭酸ジュースなどには，カフェイン，テオフィリンが含まれており，それが糸球体の血管を拡張させ，濾過値を高めるために尿量が増える。排尿コントロールをしている段階では，尿量がばらつきコントロールしにくいため，それらを飲むことは控える。コントロールでき，患者自身が管理できるようになったら，何を飲むかは選択してもらう。また，どのような排尿方法をとっているかで排尿コントロールは異なるので，看護師は患者にアドバイスをし，最終的に患者が選択できるように指導する。

飲料以外の水分の関係　尿量は，飲みものだけでなく水分の多い食事，たとえば粥，ヨーグルト，果物などでも変化することがある。下痢や嘔吐，発熱による水分の喪失によっても尿量は変化するため，摂取水分＝尿量と決めずに考え

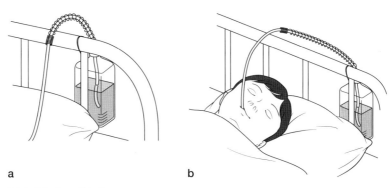

図 2-26　飲水ボトル
a：針金をペンなどに巻きつけて，らせん状にし，その中にチューブを通す。
b：上肢を動かさなくても飲水できるように，口元にストローを設置する。

られるように指導する。また，外気温が高いところで長時間過ごすことで不感蒸泄は増える。脊髄損傷者は麻痺域に汗をかかないのが通常であるが，一概にはいえず，麻痺域に玉のような異常発汗を認めることもある。患者によっては，尿がたまった時期に現れる場合もある。汗を多量にかき，尿の減少・混濁を認めたため，飲水量を増量すると，CICをしている場合は，次のCICのときに極端に尿量が増えることがある。日頃から尿と汗のバランスに注意を向けられるように指導する。

④ 介助による排尿

　介護のすべてが家族によって実施される場合，夜間の排尿介助方法や回数によって家族への負担は大きくなる。また，患者本人以外によるCICの場合は，尿道カテーテル留置と同様に，脊髄損傷者のQOLは低く，うつ症状が出やすいという報告もある[2,3]。そのため，急性期を過ぎ，患者の排尿方法を決定するときには看護師は，患者・介護者双方の退院後の生活を考え選択していく必要がある。

引用文献

1) 神奈川リハビリテーション病院脊髄損傷リハビリテーションマニュアル編集委員会（編）：脊髄損傷リハビリテーションマニュアル．第3版．p181，医学書院，2019
2) 日本排尿機能学会，他（編）：脊髄損傷における下部尿路機能障害の診療ガイドライン．2019年版．p76，中外医学社，2019
3) Oh SJ, et al：Depressive symptoms of patients using clean intermittent catheterization for neurogenic bladder secondary to spinal cord injury. Spinal Cord 44：757-762, 2006

4 継続的な健康管理

1 | 呼吸器障害

　呼吸は，横隔膜（支配神経 C3-5）が呼吸運動の大部分を担う。そのほかに，吸息では外肋間筋（T1-12），呼息では内肋間筋（T1-12），腹筋群（T5-12）が関与しているため，脊髄の損傷部位によって，呼吸運動が障害される。急性期には，副交感神経が優位となり気道分泌物が増加することから，肺炎となるリスクも高い。胸郭が広がりにくく，呼気の機能が低下しているため，有効な咳ができず，肺炎になると急激に悪化し，死に至ることもある。慢性期になっても健常時に比べ肺活量は少ないため，呼吸器合併症の予防は必須である。喫煙は気道内の分泌物を増やすため，禁煙を勧める。

　呼吸器合併症を予防するため，肺理学療法を積極的に行い，残存機能で有効な呼吸ができるように援助していく。

1 呼吸状態の観察

　胸郭の運動，呼吸回数，聴診器でエア入りの状態，分泌物の状態などを確認する。安定しているときの呼吸状態を観察しておくことで，異常時のアセスメントに役立つ。喫煙歴や既往歴の確認も行う。

2 呼吸器合併症の改善・予防

　呼吸機能を補助するために，肺理学療法を活用する。

<u>排痰法および咳嗽介助</u>　外界からの異物の気道への流入や上気道感染による分泌物の増加があるとき，咳嗽を行うことで排痰を行い，気道のクリアランスを保っている。強い咳嗽をしたいとき，呼吸筋（内肋間筋）だけでなく腹筋などの呼吸補助筋を使用して効果的な咳嗽を行う。鼻腔内に鼻汁が貯留し，鼻をかみたいときも強い呼気が必要となる。このようなとき，呼気を補助し，効果的な咳嗽と排痰を行うことで，感染症などの合併症からの回復を促し，呼吸を正常に保つ。

　排痰を行うときには，分泌物が中枢気道まで移動しているか確認することが重要である。分泌物が中枢気道まで移動してきていない状態で咳嗽の促しや吸引を行うことは，患者のエネルギーを消耗し苦痛を与えることにもつながる。分泌物が十分に移動できていないときには，体位ドレナージやスクイージング，バイブレーションを行い，分泌物を中枢気道へ移動させる。その後，呼吸筋を補助することで効果的な咳嗽を促し排痰を行う。医師と相談して気管支拡張薬や去痰薬などを使用する場合もある。分泌物が多いときには，定期的に排痰を行い，気道のクリアランスに努める。排痰は，腹圧を高める必要があるた

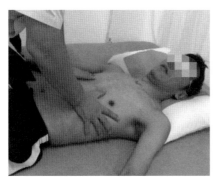

図 2-27 呼吸介助

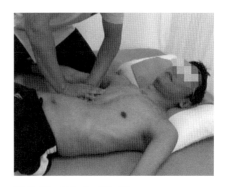

図 2-28 スクイージング

め，食事時間を考慮して実施する。食事前に上気道の異物を除去しておくことで，誤嚥予防にもつながる。

①体位ドレナージ・体位変換

　急性期では患部の安静が必要であるが，医師の許可の範囲でローリング体位変換を行い，排痰を促す。聴診器で痰の位置を確認し，痰が貯留している側を上にする。

②呼吸介助 (図 2-27)

　低下している換気を改善するために用いる。頸髄損傷者においては，気道内の気流量が増加するだけで，分泌物の移動は促進される。図 2-27 に示すように，手のひらを胸郭の下部に当て，患者の呼気に合わせて左右から内下方に圧迫を加えるようにする。吸気時には胸郭の弾性による戻りを妨げないように圧を減じる。

③スクイージング (図 2-28)

　呼吸介助に比べやや強めに胸郭を絞り込むように圧迫し，分泌物の移動を促す。分泌物の位置や呼吸音の低下している位置に手を当て，呼気に合わせ圧迫する。

④胸壁叩打と振動

　胸壁に叩打や振動などの刺激を与えることによって，肺胞壁に付着している分泌物を遊離させ移動を促す方法である。

　胸壁叩打法は，手掌部を軽く丸め，胸壁をスピーディーに，かつ，リズミカルに叩打する。

　振動法は，手で胸壁を振動させたり，市販のバイブレータを使用する。

⑤咳嗽介助

　下部肋骨を包むように両手掌部を上腹部に当てる。患者に咳をするように促し，その咳にタイミングを合わせて，両手で胸郭を絞りこみながら，手掌で上腹部を背頭側に圧迫する。呼吸介助 (図 2-27) と類似の動作となるが，胸郭を絞りこむ点，やや強い力を加える点が呼吸介助とは異なる。介助は患者の咳とう

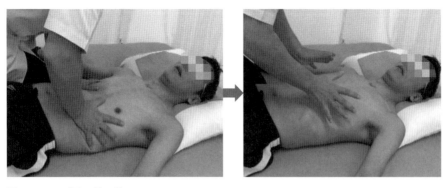

図 2-29 スプリンギング

まくタイミングを合わせることが必
要で，声かけをしながら実施すると
よい。

肺の拡張と胸郭可動性の維持　頸髄
損傷者では低換気からの微小無気肺
を生じやすい。この予防改善の方法
としてスプリンギング（springing）
(図 2-29) がある。これは胸郭の弾力
性を利用し，肺を拡張させる方法で
ある。呼気の介助に続き，吸気の始

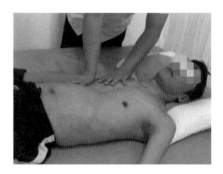

図 2-30　air shift

まりに合わせてすばやく圧迫を解除する。肋骨の反発力により直下の肺野を拡
張させることができる。また空気の流入が悪い肺野への圧迫解除により，特定
部位の換気を改善することができる。

　　患者にできるだけ深い吸気をしてもらい，声門を閉じてもらった後にセラピ
ストが腹部を圧迫する手技 **(図 2-30)** で上胸部上葉を拡張することができる。最
大吸気時，息を止めていることも同様の効果がある。

呼吸筋の強化　残存する呼吸筋群を強化することで，肺活量などの呼吸機能を
改善することができる。腹部に手や砂嚢などを乗せて吸気に抵抗をかける。

補助呼吸　肺合併症の予防のために，補助呼吸は必要であるが，患者自身が自
力で行うことは不可能である。そのため，看護師が補助呼吸の必要性を理解し
実施する。肺理学療法を熟知し，残された機能で有効な呼吸・排痰ができるよ
う援助する。

　　また，退院後は家族が実施するため，家族への指導も行う。熟知には時間を
要するため，早期に指導を開始し，理学療法士と連絡を取り合い，チームでア
プローチするとよい。

禁煙　喫煙は気道分泌物を増加させるため，禁煙の必要性を説明し，禁煙を指
導する。

2 | 自律神経機能障害

　自律神経機能障害には，自律神経過反射，起立性低血圧，体温調節障害などがある。

1 自律神経過反射

　膀胱内に尿が充満したり，便秘・陥入爪・麻痺域の褥瘡・骨折などにより，発作性に血圧上昇が誘発される。症状としては，頭痛，皮膚の紅潮，発汗，散瞳，鳥肌，徐脈，鼻閉などがある。急激な血圧の上昇は，脳出血を起こすこともあるため，日頃から誘発要因となる便秘や過剰な膀胱拡張がないように管理していくことが大切である。また，自律神経過反射の症状がみられたときは，速やかに原因を探り排除していく必要があるため，入院時から患者指導をしておく。

2 起立性低血圧

　T5以上の脊髄損傷者は，内臓神経が障害されるため，腹部内臓器の血管の収縮が障害され静脈還流が低下し低血圧となる。症状は眠気，生あくび，めまい，耳鳴り，眼前暗黒感などがあり，意識消失を起こす場合もある。起立性低血圧は，体の温まった入浴後，排便後，食後，車椅子乗車直後，ベッド上座位直後などに起こりやすい。看護師は，なぜ起立性低血圧が起こるか理解し，生活のなかでどのように注意するかを患者と介護者に指導する。患者は，気分不快が出現したら深呼吸を意識的に実施し，深呼吸で改善しない場合は，なんらかの対応策を実施するように援助者に伝えることが必要である。

ベッド上座位の場合　図2-31に示す対応をとる。

車椅子上の場合　車椅子上で起立性低血圧を起こすと，転落する恐れがある。ベッド上へ臥床させれば安全は確保できるが，毎回臥床させていては，生活が成り立たなくなるため，そのことを患者と介護者へ十分に説明し，患者が納得したうえで車椅子上での対処法を実施・指導をする。改善の方法は**図2-32**から低血圧の度合いを見極めて選ぶ。

その他　ほかに，腹帯の利用・下肢を弾性包帯で巻くなどの方法はあるが，褥瘡の発生に十分に気をつけ，少なくとも2時間ごとの巻き直しや，観察が必要である。また，患者の身体が腹帯や弾性包帯に慣れ，中止できなくなることがあるので，使用にあたっては十分に検討し，患者・家族への説明をする。

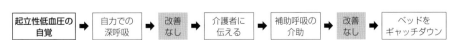

図 2-31 起立性低血圧時の対応

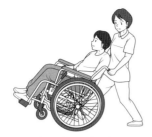
a：キャスターを上げて，頭部を低くする。看護師によりかからせることが安全のうえで大切。すぐに可能だが，介護量は大きく，改善までずっと姿勢を保持する必要がある。

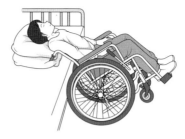
b：aの方法で改善しないとき，または長時間になるときはベッドに高めの枕などを置き，車椅子ごとよりかからせる。この場合は車椅子の介助部分またはタイヤをベッドによりかからせる。より安全で介護者に負担がかからない。

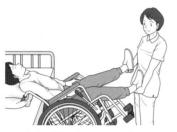
c：bの方法で改善しないとき，下肢をバタバタさせて血液の流れをよくし，改善を図る。

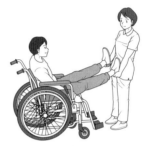
d：キャスター上げをせずに下肢をバタバタさせる。

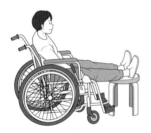
e：キャスター上げをせずに下肢を上げる。

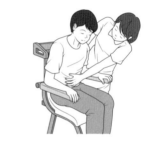
f：腹部を圧迫し，呼吸を促す。

図 2-32 車椅子乗車時の起立性低血圧の対応

③ 体温調節障害

　汗腺や立毛筋は自律神経に支配されているため，麻痺域でこれらが障害されると発汗障害をきたし，うつ熱を起こすことがある。外気温が高いときは，身体を冷やし，体温をコントロールする必要がある。

　対応としては，体表に近い動脈（頸部，鼠径，腋窩など）を冷やす，アルコールの気化熱を利用した清拭，霧吹きで顔面に水をかける，冷たいタオルで拭くなどがある。活動時には頸部のクーリングや霧吹きを常備するよう指導する。

3 │ 痛み・痙縮

　脊髄損傷者の痛みは，侵害受容性疼痛と神経障害性疼痛に分けられる。侵害受容性疼痛は，筋・骨格系の痛み，内臓痛，自律神経過反射による頭痛などがある。侵害受容性疼痛は，その原因を理解し対処方法を考える必要がある。痛みは人により閾値が異なり，主観的であるため，他者がその有無や程度を判定することはできない。さらに脊髄損傷者の場合，麻痺域の痛みやしびれを訴えても理解してもらえないことがある。痛みによって日常生活に影響を及ぼすこともあり，慢性的な痛みによって，仕事や勉強に集中できない，睡眠が阻害されるなどの影響が出てくると，精神的な抑うつを招くことにもつながる。

　疼痛は評価スケールを活用することで，痛みを可視化し痛みの状態や経過を共有することができる。痛みがあることを受け止め，対処法を一緒に考えることが重要である。

1 侵害受容性疼痛

筋・骨格系の疼痛　急性期は受傷部位の痛みを訴える。患部の固定や安静が的確に保たれていると緩和されてくる。回復期に入ると非麻痺域の負担が大きく，肩や上肢に痛みが生じる。痙性に伴う痛みやしびれを訴えることもある。

内臓痛　胃潰瘍など内臓に異常が生じると頸部痛や肩痛で発症することがある。維持期の頸髄損傷者は，十二指腸潰瘍・穿孔やイレウス時に頸部・肩甲部・肩峰に灼熱感を代償性の痛みとして訴えることがある。麻痺部に炎症所見があっても，その部位で痛みが表現できず発見が遅れることがあるため，頸部などに代償性の痛みを認めたときは，腹部所見を観察する。

その他　自律神経過反射による頭痛も注意が必要である。

　痙性をコントロールするよう内服薬を利用するか，ストレッチや運動を1日に数回することも必要である。

2 神経障害性疼痛

　神経の損傷による痛みで，受傷部位の痛み，麻痺域のしびれなどがある。

心臓部の痛み，心臓絞扼痛　T4〜6胸髄損傷者に起こることが多い。これは障害された胸髄節近傍の肋間神経が刺激された痛みを心臓絞扼痛として感じるものといわれている。

下腹部痛　T10〜12胸髄損傷者に起こることが多い。これは障害胸髄節近傍の肋間神経が刺激された痛みを下腹部痛として感じるものといわれている。

不全麻痺者の痛み　不全麻痺者はしびれ・痛みを訴えることが多い。しびれ・痛みを患者は「感覚が戻ってきた，きっと動けるようになる」と考えることがある。また，しびれ・痛みは，受傷後1〜2年経過してから出てきたり，季節

によって強く感じることもある。

③ 痛みの治療

痛みに対する治療は，①鎮痛薬の服薬，②神経ブロック，③理学療法，④心理的なアプローチなどがある。しかし，鎮痛作用の強い薬は，依存性が出現してくるため，特定の薬を長期に使用するのは危険である。どの方法であっても患者は十分に医師と相談することが必要である。

4 | 骨代謝・異所性骨化

脊髄損傷者は麻痺域の不動や非荷重により，骨粗鬆症が進行し軽微な外力で骨折してしまうことがある。骨折しやすい場面としては，車椅子からの落下などがあるが，骨粗鬆症が進むと移乗動作や体位変換などで下肢を持ち上げて移動させるときや反動を使って動かすときにもリスクを伴う。骨折部の腫脹，皮下出血などで気づくことが多いため，明らかなエピソードがなくても症状に気づいたら受診するように促す。

異所性骨化は，股関節や膝関節に認めることが多く，座位保持や車椅子移乗動作などに支障をきたす。関節周囲の腫脹，発赤，可動域の制限で気づくため，異常があれば受診するよう促す。骨折や異所性骨化は，麻痺域で痛みを感じないことから発見が遅れることがある。痛みがない分，視覚で異常を発見していく必要がある。

5 | 加齢変化

若年で受傷し歳を重ねてきた脊髄損傷者は，身体・心理・社会的に変化が起きてくる。身体的には，さまざまな合併症が重症化しやすくなる。呼吸器障害では喀出力が低下することで肺炎になりやすい。皮下組織の弾性が乏しくなることで褥瘡が発生しやすい。骨粗鬆症が進み骨折しやすいなどがある。加齢によって体力の低下や病気が見つかることは健常者にもあるが，脊髄損傷者の場合は合併症も含めて健康管理していく必要がある。年月が進むことによって，介護者や生活支援者の状況も変化していくため，家族の介護から福祉の利用に切り替えていく場合もある。本人の自身の加齢変化に対する認識や生活環境の変化を確認し，必要に応じて個々の生活に合った支援をしていく必要がある。

6 | 性機能障害

脊髄損傷になると性機能障害が生じる。急性期には，身体の苦痛と身体・社会的機能の喪失による悲嘆の過程を歩む。そのため，この時期には「なぜ自分だけが脊髄損傷になったのか」「どう生きていけばいいのか」など悩み，苦しみ，不安を募らせ，活動は自主的に抑制され内的エネルギーをためこむことが

多い。または逆に悩み，苦しみからの回避のために暴力的になる場合もある。この時期に性的欲求を感じることはあまりない。

　回復期になり，脊髄損傷者が自分自身の身体について理解し，新たな身体を受け入れる準備が整ったとき，性に関する疑問や悩みが具体的に生じる。この時期を逃さずアプローチを開始する。脊髄損傷という健康上の問題から，どのような性の問題が生じているのかをアセスメントしかかわっていく。

① 性機能障害の理解

男性脊髄損傷者の性　男性脊髄損傷者の性機能は，勃起，性交，射精，快楽，受精などすべての面において問題をもっている。

　勃起は，性的興奮によって起こる性的勃起と局所の刺激によって起こる反射性勃起がある。しかし，障害の程度によって硬度の低下や持続時間の短縮，動作がスムーズにできないなど，性交には若干の問題が生じる。射精には，交感神経と副交感神経が作用しているため，強く障害を受ける。現在では，勃起障害には薬物療法の有効性が示されており，ほかにも陰圧式陰茎勃起補助具，陰茎プロステーシス手術などの方法がある。

　また射精障害に対しては，振動刺激や電気刺激による人工射精や精巣精子採取術によって精子を採取する方法がある。受精に関しても，人工授精や体外受精など不妊治療はめざましい進歩をとげているので，看護師は，そのことを熟知し患者に指導するとともに，専門医に相談する窓口となる。

　患者は受傷後，身体機能に障害をもった自分を自覚していく過程において，男性としての性機能が残存しているか不安をもつ。看護師は患者の不安や疑問を受け止め，真摯に向き合う必要がある。

女性脊髄損傷者の性　女性の性機能は，ホルモン依存性が強いため，受精・妊娠に対してはあまり問題がない。出産に関しても，自律神経過反射を避けるため帝王切開が選択されることがあるが，経腟分娩も可能である。性交に関しては，性器の性感欠如と股関節に拘縮があり，開脚制限を伴うため，体位に制限が生じる以外に問題はないといわれる。

男女共通　性に対する考えは，個人の価値観が大きく影響するため，患者の話は否定せずに耳を傾ける。患者の抱えている問題を明確にし，どうしたら問題を解決することができるか，ともに考える姿勢をもつ。自分自身の身体機能の障害に対する思いだけでなく，パートナーとのかかわりについて悩むこともある。パートナーとゆっくり話し合う時間をもつように促すことも必要である。性交に問題を感じているのであれば，外出や外泊を利用し性交を試みてもよい。実際に行ってみることによって，問題が明確化されるし，より具体的な解決方法を見出せる。

　性に対する概念が多様化している現在，性に関する話をするには，十分な配

慮が必要である。会話のきっかけや話の内容など，ふとした言葉がハラスメントとして捉えられることもある。性に対する偏見をなくし，個々の患者の自分らしさを支え，不安や悩みに寄り添うことも看護師の重要な役割である。また，看護師が話を聞くよりも，ピアサポートが有効な場合もある。同世代，障害レベルが近い人など，社会経験のある脊髄損傷者にサポートしてもらうことも有効である。

② 妊娠中の問題

女性脊髄損傷者の妊娠中には以下のような問題が起こりうる。
①妊娠経過のなかでバルーンカテーテルを使用することによる感染や水腎症
②恥骨部の褥瘡
③頑固な便秘
④頸髄損傷者の場合には，微弱陣痛により分娩が長引く
⑤子宮収縮が自律神経過反射を誘発することがある

ほかにもさまざまあるが，合併症の予防を普段以上に心がけなければならない。分娩は経腟分娩も可能だが，全身麻酔下での帝王切開の場合が多い。

性交をすれば妊娠する可能性は十分あるため，基礎体温をつけ，妊娠を望まない場合は避妊を確実に行い，必要があれば妊娠検査薬を使用し，妊娠の成立を早期に自覚し対処するよう指導する。

③ 性機能障害についての個別相談

患者・家族は性機能障害に対し援助を望んでいるか確認してからかかわる必要がある。「性機能障害について，困ったり悩んだりしていることはありますか」と言っても，何を相談してよいのか判断が難しく，相談に至らない可能性がある。挙児希望の有無など具体的な質問のほうが答えやすく，相談につながりやすい。

相談したいことがある場合 「たとえばどんなことですか？」「それはどんなことでしょうか」と尋ね，性の心配事を話すようであれば性歴の取り方（**表 2-7**）

表 2-7 性歴の取り方

1) 健康障害が生じたことで（病気になって），性役割に何か変化が起きたか
2) 健康障害が生じたことで（病気になって），男性あるいは女性であるという感覚に何か変化が起きたか
3) 健康障害が生じたことで（病気になって），性機能に何か変化が起きたか
4) そのことで異性（配偶者，パートナー）との関係に変化が起きたか
5) うまくいくように何か工夫しているか
6) 治療を受けてから（薬物療法，手術など），性機能に何か変化が起きたか

（武田 敏，他：看護と性―ヒューマンセクシュアリティの視点から．p4，看護の科学社，1991 より）

を参考にしながら，脊髄損傷の程度や家族関係を考慮し，性の気がかりが何かを明らかにできるように問いかける。すべてを知ろうとする尋ね方は避け，患者が話すことだけを聴くという態度に徹する。そして問題の誘因（病態生理・治療関連因子・状況因子・発達因子）を明らかにする。

「心配なことはあるが，今はいいです」などと，具体的な話をためらう場合には，性に関する話は終了する。そして「看護師は○○さんの悩みについて相談に応じたいと考えているので，いつでも，誰にでも声をかけてください」と付け加える。

相談したいことがない場合　性に関する情報収集は終わりにする。このときによく患者の様子を観察する。何か言いたいような様子がみられるときには，今は言えない状況であると判断できる。「看護師は○○さんの悩みについて相談に応じたいと考えているので，いつでも，誰にでも声をかけてください」と伝える。今は性に関する気がかりはなさそうだと判断した場合「これから心配なことが起こったらいつでも言ってください」と伝える。

④ 自己概念の変化

脊髄損傷者になったことで喪失するものや変化するものがあり，単に性機能障害だけに性的問題を生じているわけではなく，心理・社会的に問題があり表出できない，解決しようという行動がとれない場合がある。

幾田が面接により性について調べたところ[1]，脊髄損傷者が性について考えていることの約 1/3 は性機能障害であるが，そのほかは，以下の①〜⑤の問題に関するものであった。

①身体統合性の喪失
②自立の喪失
③自己尊重の喪失
④身体像と自己概念の変化
⑤性的同一性の喪失

ボディイメージを肯定している場合，自尊心も肯定的で性行動にプラスの影響を与える。しかし，ボディイメージを否定している場合，自尊心も否定的で性行動にマイナスの影響がある。そのため，自己概念の変化にも注目し，性の問題に取り組む必要がある。

性の問題は非常に個別的でデリケートであるため，どのように対処したらよいのか迷い，避けて通りがちである。しかし，性は生きることそのものであり，性に対する看護はその人らしい生活を考えた場合に欠くことのできないものである。看護師は性の問題を回避しようとするのではなく，正面から患者の性の問題に取り組むことが求められる。

引用文献

1) 幾田千代美：青年期・男子脊髄損傷者のセクシュアリティ．神奈川県立看護教育大学校　看護教育研究集録　No.21：421-426, 1996

2章

ADL（日常生活動作）の拡大

1 移動・移乗

1 車椅子の選択とトランスファーの援助

　急性期を脱すると，医師より車椅子乗車の指示がある。当院では理学療法士に連絡をとり，車椅子を準備している。頸椎 4・5 頸髄損傷者の車椅子の目安としては，頸椎カラーを装着して，リクライニング車椅子より開始する。受傷部位の状態（X 線写真の結果）により自走用標準型車椅子へ移行するが，頸椎カラーを外す時期は患者の不安感などで前後することがある。

　患者は，頸部の安静のため筋肉が落ちている。車椅子に乗車すると，頭部の重みで頸部から肩にかけて痛みが出現し，頸椎カラーの除去や自走用標準型車椅子への移行ができないことがある。このような場合，頸椎カラーの除去や自走用標準型車椅子への移行の必要性を患者に十分に説明し，移行できることが望ましい。

　トランスファーの方法は多々あるが，頸部の固定の状況，脊髄損傷者の体格や関節拘縮，痙縮，介護者の体格や年齢，どのような車椅子に乗車するかなどを考慮し，安全で介護者に負担がかからない方法を選択する。脊髄損傷者は，全身を他人に預けるため恐怖心が強い。援助者である看護師はその専門的な技術を習得し，患者・家族が安全に実施できるよう指導していく。

2 車椅子乗車の援助

　頸椎 6・7 頸髄損傷者では，車椅子の駆動は 100% 可能になるといわれているが，移乗動作になると個人差が生じる。移乗動作の確立は，行動範囲の拡大に大きく関与するため，移乗動作の自立を目標として，計画的に進めていく。

　車椅子は，リクライニング車椅子から，自走用標準型車椅子・電動車椅子へと移行していくが，頸椎 6・7 頸髄損傷者では，自走用標準型車椅子を十分に操作することができる。ただし，片側の上肢に，頸髄損傷レベルによる麻痺以外の障害（肩関節の引き抜き損傷や，骨折，切断など）があるときには，電動車椅子のほうがよい場合もある (表 2-8)。

表 2-8 障害者総合支援法による車椅子の分類 (抜粋)

種目	名称	基本構造
手動車椅子	普通型	原則として折りたたみ式で大車輪が後方にあるもの。JIS T 9201-2006 または JIS T 9201-2016 による
	リクライニング式普通型	バックサポートの角度を変えることができるもの。その他は普通型と同じ
	ティルト式普通型	座席とバックサポートが一定の角度を維持した状態で角度を変えることができるもの。その他は普通型と同じ
	リクライニング・ティルト式普通型	バックサポートの角度を変えることができ，座席とバックサポートが一定の角度を維持した状態で角度を変えることができるもの。その他は普通型と同じ
	手動リフト式普通型	座席の高さを変えることができるもの。その他は普通型と同じ
	前方大車輪型	原則として折りたたみ式で前方に大車輪のあるもの
	リクライニング式前方大車輪型	バックサポートの角度を変えることができるもの。その他は前方大車輪型と同じ
	片手駆動型	原則として折りたたみ式で片側にハンドリムを二重に装着して，片側上肢障害者などが使用できるもの
	リクライニング式片手駆動型	バックサポートの角度を変えることができるもの。その他は片手駆動型と同じ
	レバー駆動型	レバー1本で駆動操舵ができ，片側上肢障害者などが使用できるもの
	手押し型	原則として介助者が押して駆動するもの（折りたたみ式，または非折りたたみ式） A：大車輪のあるもの B：小車輪だけのもの
	リクライニング式手押し型	バックサポートの角度を変えることができるもの。その他は手押し型Aと同じ
	ティルト式手押し型	座席とバックサポートが一定の角度を維持した状態で角度を変えることができるもの。その他は手押し型Aと同じ
	リクライニング・ティルト式手押し型	バックサポートの角度を変えることができ，座席とバックサポートが一定の角度を維持した状態で角度を変えることができるもの。その他は手押し型Aと同じ
電動車椅子	普通型 (4.5・6 km/時)	JIS T 9203-2006 または JIS T 9203-2010 または JIS T 9203-2016 による
	簡易型	車椅子に電動駆動装置や制御装置を取り付けた簡便なもの A切替式：電動力走行・手動力走行を切り替え可能なもの。 Bアシスト式：駆動人力を電動力で補助することが可能なもの。 その他は車椅子の普通型に準ずる
	リクライニング式普通型	バックサポートの角度を変えることができるもの。その他は普通型と同じ
	電動リクライニング式普通型	電気でバックサポートの角度を変えることができるもの。その他は普通型と同じ
	電動リフト式普通型	電気で座席の高さを変えることができるもの。その他は普通型と同じ
	電動ティルト式普通型	電気で座席とバックサポートが一定の角度を維持した状態で角度を変えることができるもの。その他は普通型と同じ
	電動リクライニング・ティルト式普通型	電気でバックサポートの角度を変えることができ，座席とバックサポートが一定の角度を維持した状態で角度を変えることができるもの。その他は普通型と同じ

(補装具の種目，購入等に要する費用の額の算定等に関する基準．平成18年9月29日厚生労働省告示第528号，2006より改変)

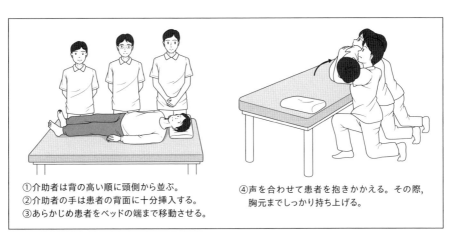

①介助者は背の高い順に頭側から並ぶ。
②介助者の手は患者の背面に十分挿入する。
③あらかじめ患者をベッドの端まで移動させる。

④声を合わせて患者を抱きかかえる。その際，胸元までしっかり持ち上げる。

図 2-33 3 人平行トランスファー

表 2-9 リフトの種類

床走行リフト	設置工事を必要としないリフト。利用したい場所までリフトを移動させて使うことができる。利用者を持ち上げて，自由に他の場所に移乗または移動させるキャスターなどのついたリフト。
設置型リフト	あらかじめ設定された場所（ベッド固定・自動車固定）に固定され，その場所で持ち上げ，移乗させ，動かすリフト。電動で昇降操作する。
据置型リフト	壁面，天井，床などに支柱を固定し設置するリフト。住環境や介護シーンに合わせレールを設置する。取り付けたレールに沿って移動するリフト。
天井走行リフト	走行用のレールを天井に固定し，昇降・走行を電動または手動で操作する。レールを固定するために家屋の工事が必要。

1 受傷後 6 週ごろ

受傷後，6 週ごろリクライニング車椅子への乗車許可が医師より出る。このころは，牽引が外され，頸椎カラーなどで頸部の固定を行っている時期であり，頸部周辺の筋力は落ち，頸部の支持性がなく，非常に不安定である。

トランスファーの方法としては，3 人平行トランスファー**(図 2-33)** が適応となる。または，頸部を支持できるトランスファー機器（リフターなど）が利用できれば利用するとよい**(表 2-9)**。トランスファー機器の使用は，利用者に安定感をもたらすとともに，介助者の腰痛予防になる。

利用者に最も合ったものが選択できるように，相談しながら実際に使用してみるなど慎重に選択する。

車椅子の乗車時間は，はじめは 1～2 時間程度とし，徐々に延長していく。

乗車時には，起立性低血圧や褥瘡が発生しないように注意し，患者に対する指導を行いながら乗車時間を延ばしていく。完全麻痺の頸髄損傷者は十分な除圧動作ができないため，降車後はボディチェックを行い持続する発赤がないこ

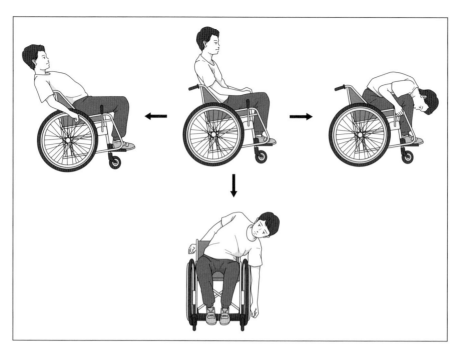

図 2-34 C6・7 頸髄損傷の車椅子上での除圧動作

後ろに突っ張るように寄りかかったり，前傾姿勢をとったり，左右に身体を傾けることによって，殿部の体重がかかる位置をずらすことができるので，可能な限り頻回に行うとよい。両上肢が機能し，肘のロックが効けば，車椅子のアームサポートに手をつき腰を持ち上げるようにする。肘のロックが効かない場合は，図のように前後左右に身体をずらすようにすると，除圧の効果が得られる。

とを確認する。

　除圧動作は，**図 2-34** を参照。

２ 受傷後 8 週ごろ

　受傷後 8 週を過ぎるころには，自走用標準型車椅子に乗車開始の指示が医師より出され，2 人平行トランスファー (**図 2-35**) へ移行する。

　自走用標準型車椅子では，リクライニング車椅子とは違い，バックサポートがリクライニングできないため，座位バランスが非常に不安定になる。さらに，下肢も下垂するため，起立性低血圧を起こしやすい。そのため車椅子からの転落には十分注意する。

　また，この時期，医師より頸椎カラーを外す指示が出る。患者の体格，柔軟性などを観察し可能であれば，クワドピボットトランスファーへ移行する (**図 2-36**)。

　さらに，ベッド上にて自力座位が可能となったら，移乗動作の練習を行う。まずは，直角移乗から開始する (**図 2-37**)。最初のうちは，脊髄損傷者の動きに合わせて，殿部を支える者，足を支える者の 2 人で介助し，摩擦による殿部へ

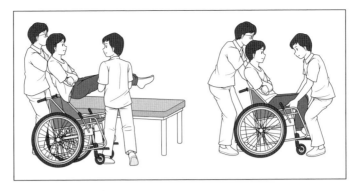

図 2-35 2 人平行トランスファー

患者に胸のところで組み手をしてもらい，介助者は脇の下から手を入れ，組み手をつかむようにする。その際，胸郭をしめるようにすると，肩への負担を少なくできる。

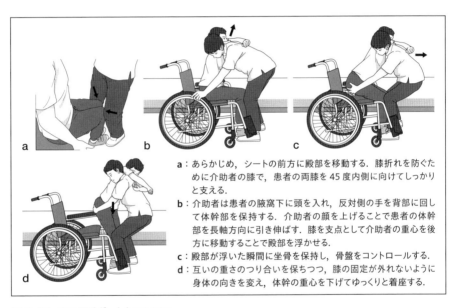

a：あらかじめ，シートの前方に殿部を移動する．膝折れを防ぐために介助者の膝で，患者の両膝を 45 度内側に向けてしっかりと支える．

b：介助者は患者の腋窩下に頭を入れ，反対側の手を背部に回して体幹部を保持する．介助者の顔を上げることで患者の体幹部を長軸方向に引き伸ばす．膝を支点として介助者の重心を後方に移動することで殿部を浮かせる．

c：殿部が浮いた瞬間に坐骨を保持し，骨盤をコントロールする．

d：互いの重さのつり合いを保ちつつ，膝の固定が外れないように身体の向きを変え，体幹の重心を下げてゆっくりと着座する．

図 2-36 クワドピボットトランスファー

の褥瘡発生を避ける。

　直角移乗ができるようになったら横移乗訓練を開始する **(図 2-38)**。介助方法などは，理学療法士と情報交換をしながら行う。直角移乗の場合，移乗しやすいように，スライディングシートなどを活用するとよい。ベッドと車椅子の境目がうまく越えられない場合は，トランスファーボード（スライディングボード）**(図 2-39)** を使用する。

　自力で移乗動作を行うとき，上肢の筋力がないと，反動を使い下肢を動かす

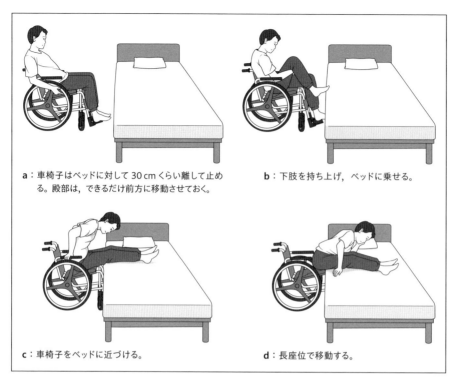

a：車椅子はベッドに対して 30 cm くらい離して止める。殿部は，できるだけ前方に移動させておく。

b：下肢を持ち上げ，ベッドに乗せる。

c：車椅子をベッドに近づける。

d：長座位で移動する。

図 2-37 車椅子と高低差のないベッド間の乗り移り（直角移乗）

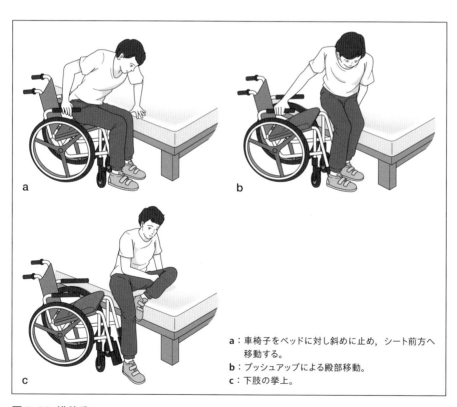

a：車椅子をベッドに対し斜めに止め，シート前方へ移動する。
b：プッシュアップによる殿部移動。
c：下肢の挙上。

図 2-38 横移乗

ことがある。知覚のない下肢を勢い
よく動かすことでバランスを崩し転
倒しないように注意する。また下肢
を車椅子にぶつけ傷つけてしまうこ
ともあるため靴などで足部を保護し
て行う。

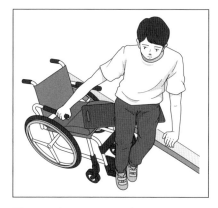

図 2-39 トランスファーボード

2 食事動作

　受傷直後の急性期は，腸蠕動運動が麻痺して麻痺性イレウス状態となる。肛門括約筋は急性期には弛緩し，水様便や軟便を失禁する場合がある。またステロイドを大量に与薬する場合もあり，胃潰瘍を併発することがある。

　腸蠕動運動は，急性期を過ぎると次第に回復してくるので，水分から開始し，流動食・粥食へと経口摂取が開始される。

　また，損傷の程度によっては，嚥下障害が出現するので注意深く観察をし，食事の形態や摂取方法を工夫する。

1 ｜食事介助

　急性期は，損傷部位の安静を第一に考慮し，食事は全介助とする。気管切開や，頸椎前方固定術などの影響により，誤嚥しやすいので十分注意する。

　回復期は，嚥下障害などがなければ，食事の形態は普通食に移行し，食事の自立を目指す。ただし，頸椎 4 頸髄損傷者では食事摂取の自立は難しい。

　頸椎 5 頸髄損傷者では年齢など個人差は大きいが，アームスリング・バランサー（図 2-40），ユニバーサルニューカフとフォークまたは先割れスプーンなどの自助具（図 2-41）の使用により食事の自立が可能である。

　最初は看護師の見守り下で自力摂取を試みる。動作が安定したら，患者とともに自力摂取の時間を決め，その後は看護師が介助する。食事動作の計画立案にあたっては，
・いつ訓練するのか（昼食のみ，昼食と夕食，3 食すべてなど）
・何分間自分で摂取した後に介助するのか
・食器の位置はどのようにするのか
・評価はいつ行うのか

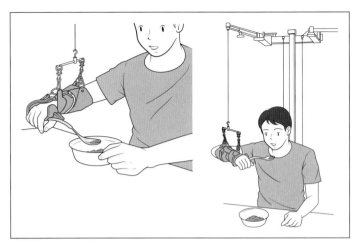

図 2-40 アームスリング・バランサー
コックアップスプリントを装着し，肘と手首にベルトをかけ，両サイドから支える。さらに肘と手首のバランスをとり，バーにつるす。

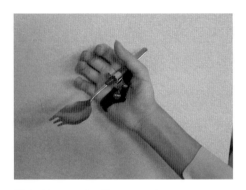

図 2-41 ユニバーサルニューカフ

などの視点を考慮する。

　ごはんは一口大のおにぎりにする，副食も一口大に切っておくと摂取しやすい。食器は，縁があるものや，滑り止め付きのもの，滑り止めマットを使用することで動作が安定する。水分摂取時はストローを使用するとよい。

　食事は，入院生活における楽しみの1つであるため，患者の嗜好と栄養のバランスを考えながら介助する。

　また，食事時は，消化管に血流が集中し，起立性低血圧が起こりやすい。症状が強くなったら食事を中断し，下肢を挙上する。

2 ｜ 体重と栄養管理

　麻痺により運動が制限されるため，体重のコントロールが難しい。入院と同時に管理栄養士と連携し，栄養管理を行う。体重管理は，自己トランスファーに影響する。

また，栄養管理は，褥瘡予防にもつながるため，栄養状態を示す検査データをみながら，管理していく。

3 │ 家族への指導

家族は，「食べることだけが楽しみだろうから」と，面会時に食べものを差し入れることがしばしば見受けられるが，排便・体重のコントロールのため，食事制限の理由を説明し，極力協力してもらう。

4 │ 高齢者の誤嚥

頸髄損傷で50〜60歳くらいになると，誤嚥する回数が増える傾向がある。障害がなくても加齢とともに気道への垂れ込みが増えてくるため，障害をもって年齢を重ねていくということは，生理的な機能低下もやや早めに起こってくることを念頭におく。この場合，食事の形態の工夫や経管栄養，最終的には胃瘻を検討する場合もある。誤嚥による肺炎は頸髄損傷者にとって命にかかわる事態となりうる。

 ## 3 排泄動作

下肢が麻痺していることで，排泄動作を新たに習得することが必要となる。受傷前には当たり前に便座に座っていた動作が，簡単にはできなくなる。背もたれのないところで座位バランスをとるためには，それまで意識していなかった体幹のバランスをとることが必要となり，習得するには個人差がある。また，起立性低血圧の症状があると，排便に集中できないため，起立性低血圧の症状への対応を身につけ，身体を慣らしてから排泄動作の練習を行っていく。

1 │ 排尿動作

清潔間欠導尿は，男性の場合，尿道口が視認できるためカテーテル挿入動作は行いやすい。安定した座位がとれ両上肢に麻痺がなければ習得は早く，カテーテルの長さを調整することでさまざまな環境下で実施することができる。頸髄損傷の場合，上肢の巧緻動作や便座への移動が困難となるため，カテーテルの把持方法やカテーテルを延長することで，車椅子に乗車したまま排泄を行うなど工夫する必要がある。

女性の場合，尿道口を視認できないため，カテーテルの挿入技術を習得するまでに時間がかかる。初期は座位姿勢を維持することも難しいため，ベッド上で挿入動作を練習する。鏡を見て尿道口の位置を確認し，カテーテルを挿入する方法もあるが，鏡は左右が逆になるため，かえって困難と感じることも多くある。手指を清潔にし，カテーテルを挿入した状態で尿道口を指で確認するこ

とで，自身の尿道口が陰部のどのあたりにあるのか確認することができる。陰核からの距離が感覚的にイメージできるようになると挿入もしやすくなる。また，トイレで排尿する場合，下着を脱ぐ必要がありさらに困難さを感じる。下着のクロッチ部分をマジックテープで開閉できるように工夫することもできる。尿もれがある場合，尿パッドを併用するため，パッドの交換もしやすくなる。パッドは，折れた状態で長時間当てられていると，シワの部分に圧がかかり褥瘡の原因にもなるため，折り目のないように当てる必要があり，座位姿勢で当てるには練習が必要となる。

　カテーテル留置の場合，カテーテルやレッグバッグまでのルートが身体の下に入り込まないように管理することが大切である。ルートが折れることで流れが妨げられると，膀胱内に尿が貯留し，長時間に及ぶと膀胱の過伸展から，自律神経過反射を起こすことにもつながる。排尿動作としては，ウロバッグやレッグバッグにたまった尿を廃棄するための動作がある。介助者がいれば廃棄を依頼することもできるが，自力で廃棄するためには，巧緻動作が求められる。手指の麻痺の程度に合わせ，バッグの廃棄口にフックをつけるなどして操作性を改善する。

2 ｜排便動作

　急性期は，ベッド上でおむつ内に排泄し，介助者が片づける。急性期を脱すると，排便をコントロールし，下剤や浣腸を使ってビニール排便を行う。ビニール排便は，トイレで排泄できるようになってからも，体調が悪いときなど，臥床姿勢で安全に排便を行うことができるため，介助者が行うだけでなく，患者自身が実施できるようにしておくとよい。看護師が実施しているときから，どのようにビニールをセッティングしているのか，自力で設置するにはどうしたらよいのか体験しておく必要がある。側臥位で摘便を行い後始末まで行うことは，健常者であっても難しい。しかし，周囲を汚染しないように片づけまでできるようになると，トイレが使用できない場所でも排泄することが可能となる。

　回復期になり，車椅子乗車が可能になれば，便座での排泄を試みる。

　車椅子へ直角移乗できるようになったら，トイレの長便座(**図 2-42a**)を使用し排便をする。長い時間座位がとれないときは，ベッド上で坐薬を入れてからトイレに行くとよい。

　車椅子へ横乗り移乗できるようになったら，丸便座(**図 2-42b**)を使用する。摘便や移乗においては長便座が使用しやすいが，長便座が設置されているところは少なく，また家庭でもできるように丸便座での排便を入院中に確立する。

　回復期に入ると，社会復帰に向けた前段階として外出・外泊訓練を行う。長時間になる外泊を最初に行うよりも，短時間の外出訓練を行うほうがよいと考

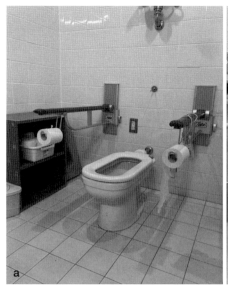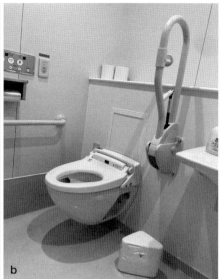

図 2-42 便座の種類
a：長便座
b：丸便座

えるが，必ずしも外出訓練をしてから外泊訓練という段階を踏まなくてもよい。外出・外泊訓練によって，社会に少しでも目を向けられるようになり，車椅子での生活を想像できるようになる。また外泊をすることで退院後の生活について考える機会となり，早期の社会生活の適応につながる。

4 保清（入浴・洗面）

1 清潔の援助

　清拭の効果は，皮膚が清潔になることはもちろんであるが，タオルを用いて一定の圧力を加えることで，マッサージの効果も得られ，全身の血行を促進できる。さらに急性期では，反射の消失や臥床安静によって，血液循環はうっ滞し，褥瘡を併発しやすい。これらを予防する目的で，清潔の援助は欠かせない。また，清拭は気分転換や，清拭動作に伴う運動により関節の拘縮予防にも役立つといわれており，そのどれをとっても重要な援助である。

1 陰部の保清

　一般に皮膚表面は汗・皮脂・角質層のケラチン分解物によって弱酸性に保たれている。弱酸性の皮膚は，細菌の繁殖を防ぎバリア機能となっている。
　脊髄損傷者は，正常な排便・排尿の機能を喪失しているため，尿や便によっ

て，皮膚が非常に汚染されやすい。

尿そのものは弱酸性であるが，放置しておくと尿成分が分解され，アルカリ性に変化する。その結果，細菌が繁殖しさまざまな皮膚トラブルを招く。

便はアルカリ性で，消化酵素を含んでいるため皮膚に化学的刺激となり，失禁関連皮膚炎(IAD)の原因になる。皮膚のびらんや表皮剝離，潰瘍を招き，圧迫やズレが加わると，容易に褥瘡が生じる。

さまざまな方法で排泄のコントロールをつけ，便や尿で皮膚を汚染させないことが大切であるが，コントロールできるようになるまでには時間もかかり，汚染されやすい状況にある。尿道にカテーテルが留置されている場合，陰部洗浄は必須である。カテーテルが抜けた後もおむつの着用により陰部はムレやすく細菌も繁殖しやすい。1日1回は洗浄し，保清に努めることが望ましい。洗浄が難しいときは，1日2回陰部清拭を行う。

男性の場合，特に鼠径部や肛門周囲，陰囊，包皮と陰茎の間は，丁寧に清拭を行う。強くこすりすぎてはいけない。女性の場合は大陰唇と小陰唇の間が特に汚染されやすい。タオル類は，理想は柔らかい綿の布（ガーゼやウォッシュクロス）がよいが，市販されている大判のぬれタオル（成人または赤ちゃん用のお尻拭き用ウェットティッシュ）でも，十分代用できる。また乾燥し，フケのように薄く皮膚がポロポロむけてくる場合は，ガーゼにオリーブ油をたっぷりと染みこませてやさしく拭くときれいに皮膚が落ち着く。

② 入浴動作の拡大──ストレッチャー浴からシャワーチェア・入浴台へ

ストレッチャー浴は，医師より許可があれば開始する。浴槽内に入ると麻痺のため身体は浮上し，非常に不安定になるため，患者は不安を訴える。また，プールの飛びこみ事故などで脊髄損傷になった患者は，顔に水がかかることに非常に恐怖感を抱くことがあるので，特に配慮が必要である。

7〜8週ごろ，車椅子乗車が開始となり車椅子上での座位バランスが良好となったら，シャワーチェアでのシャワー浴を開始する。

シャワー浴では，温熱効果により末梢血管が拡張し，容易に起立性低血圧を招く。十分に注意する。洗体は，自力で行えるところは自分で行う。

自力で車椅子へのトランスファーができるようになったら，シャワー台（入浴台）へ移行する。服を着ていないこと，すべりが悪いことによる擦過傷には十分注意する。麻痺域は湯の温度を感じられないので，麻痺のない部分で温度を確認し，熱傷が生じないよう注意する。

2 ｜ 口腔ケアの必要性

口腔ケアの目的は，
①細菌の繁殖を防ぐ

②唾液の分泌を促す

③口臭を取り除く

④爽快感を得る

⑤虫歯の予防

⑥血液循環をよくし歯肉を引き締める
ことがあげられる。

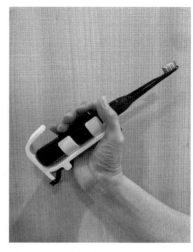

図2-43 歯磨きデバイス

　脊髄損傷では，消化吸収の機能も低下しているので,十分に咀嚼することは重要であり，そのために歯は大切にする。さらに，呼吸機能が低下している患者にとって，口腔内の清潔は肺炎の予防にも効果がある。また，日常生活に近づける目的においても効果的であるため，歯ブラシを用いての歯磨きを行う。障害の程度に応じて，介助で行うか，デバイス(**図2-43**)や電動歯ブラシを使用するとよい。また，歯ブラシのヘッドは小さ目がよい。

▌5▐ 更衣動作

1 ｜ 更衣の援助

　急性期は頭蓋牽引を行い，仰臥位によって，損傷部位の安静保持が第一に考慮される。さらに状態が非常に変化しやすいため,着脱しやすい衣服を選択する。

　また，褥瘡が発生しやすいため，衣服やシーツなどの寝具類のしわにも十分注意を払う。麻痺域の発汗作用は消失し，体温調節が困難であるため,衣類の選択は非常に重要である。

⒈ 寝衣について

　褥瘡の原因は，皮膚に対する圧迫，摩擦，ずれ，皮膚の湿潤などが考えられる。急性期は，仰臥位保持が必要であり，常に背面が寝具に密着している。そのような状態では，寝具類のしわでさえ皮膚損傷を誘発してしまう。できるだけ，皮膚損傷の原因を除去し，体動制限のあるなか，患部の安静を保持しながら必要な援助を安全に安楽に受けることができるよう，寝衣(浴衣)は上からかけ，袖を通す着方としている(**図2-44**)。寝衣には吸湿性のよいものを選択することが望ましい。また，麻痺のため皮膚は非常に損傷しやすい。衣服の縫い目やポケットなどは褥瘡発生の原因になるので，注意が必要である。

2 ベッド上での衣服について

　ベッド上での生活時間が長く，尿・便失禁や体位変換の困難さなどから褥瘡発生のリスクが高い。伸縮性のある生地，サイズは大きめでゆとりがあり，上衣と下衣が分かれているもので同じデザインのものを複数使用すると，汚染したほうだけ着替えることができる。また介護負担を考慮した衣服を選択する必要がある。

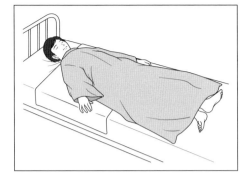

図 2-44　浴衣の着せ方

3 車椅子乗車時の衣服について

　車椅子乗車時の衣服としては，着脱しやすく，吸湿性の高いものがよい。特に胸椎 5 以上のレベルでは，自律神経過反射のため，異常な発汗を認める場合がある。

　また，回復期は，更衣訓練を開始する時期でもある。更衣しやすい衣服とは，素材は適当な伸縮性があり，軽くてすべりのよいものがよい。そして少し大きめで，首や袖口にゆとりがあると着脱しやすい。また，紐やホック・ボタン・ファスナーなどは，皮膚損傷の要因となるため，ないほうが望ましい。

　靴下・靴は必ずはくように指導する。車椅子を駆動していると思わぬところに足先をぶつけ，傷をつくりやすい。しかも，知覚障害があるため，傷ついていても発見できず悪化させてしまうことがある。靴下は，靴による圧迫の防止になる。靴ずれは，靴が原因の褥瘡である。靴を選ぶときには，通常のサイズよりやや大きいものを選ぶと，着脱が簡単で圧迫の防止にもなる。

2 ｜ 更衣の方法 (図 2-45, 46)

　更衣訓練は，作業療法でも実施するが，病棟でも看護計画を立案し，訓練と同時に生活場面でも取り組んでいく。更衣訓練は，車椅子乗車前に行うことで，生活のリズムがつかめる。

　まず，Ｔシャツなどの上衣から訓練を始める。頸椎 C6・7 以上の損傷では，巧緻性の低下がみられるため，衣服をつまむのが困難である。そこで，両手や口を使う。次に作業療法や，理学療法での訓練状況，体力の向上をみて，下衣の着脱訓練を始める。下衣の着脱には，自力で起き上がれること，寝返りができることが必要になる。起き上がりが自力でできない場合は，電動ギャッチベッドを使用して座位をとる。座位にて，片足ずつ通し，大腿部まで持ち上げた後，いったん臥位となり，左右に身体の向きを繰り返し変えながら，殿部まで

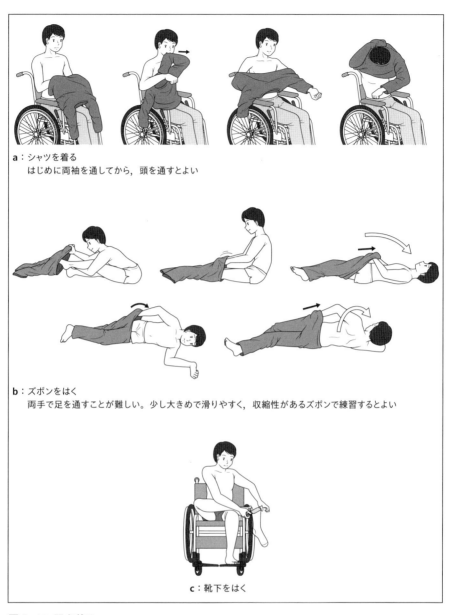

a：シャツを着る
　はじめに両袖を通してから，頭を通すとよい

b：ズボンをはく
　両手で足を通すことが難しい。少し大きめで滑りやすく，収縮性があるズボンで練習するとよい

c：靴下をはく

図 2-45　服を着る

下衣を持ち上げていく。靴下は，座位で片足を組むか，両足とも伸ばしたまま
で着脱する。

　靴は，車椅子上で着脱できるようになるのが望ましい。動作時，下肢の損傷
を防ぐためにゆっくりと下ろす。

　患者が選択した衣服に，紐やボタン・ホック・ファスナーがついていた場
合，マジックテープに付け替える，ファスナーに指をかけやすいよう，紐やリ

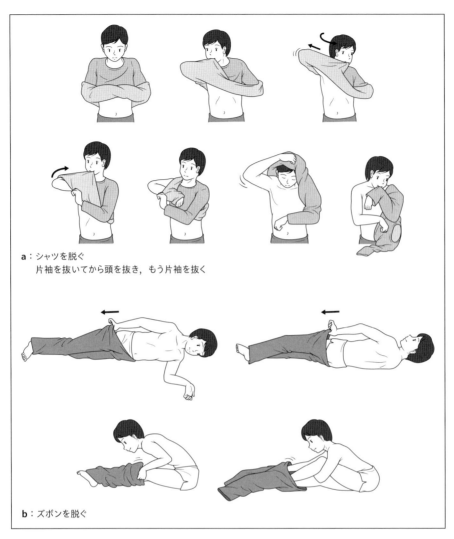

a：シャツを脱ぐ
　　片袖を抜いてから頭を抜き，もう片袖を抜く

b：ズボンを脱ぐ

図 2-46 服を脱ぐ

ングをつけるなどの工夫が必要である。また，下衣や靴下などの両脇の上端に
紐でループを縫い付けると動作がしやくなる。

3章

外出・外泊訓練と家屋調査

　健康状態が安定し，訓練が順調に進んでいることを確認したら，外出や外泊訓練を計画する。外出や外泊については明確な基準はないが，患者の状態や社会背景により検討するとよい。外出・外泊は，患者と家族の交流を図り，社会のなかの自分を見つめ直すよい機会となる。それと同時に，退院後の生活を考える機会となるので，積極的に外出・外泊を促し実施していく。

　移動手段としては，家族や支援者の自家用車，介護タクシー，公共交通機関などから選択する。自家用車を利用する場合は，セラピストと調整し車の乗降訓練を実施すると安心である。また，公共交通機関を利用する場合は，事前に社会環境訓練を実施するとよい。社会環境訓練では，公共交通機関の利用可否の評価，身体機能（認知・行動）の評価，実際の動線の確認，所要時間，問題解決能力の評価などが可能であり，その後の社会活動拡大の目安にもなる。単独での公共交通機関を利用しての外出が可能と判断されれば，患者の活動範囲が広がっていくことは間違いない。

　入院期間中の外泊は，一般病院ではあまり行われていないのが現状である。しかしリハビリテーションにおいては，外出・外泊の機会をもつことは，その後の社会復帰に向けた準備として非常に重要な意味をもつ。家族や支援者に協力を得ながら計画的に取り入れていく必要がある。

1 外出訓練

　受傷後初めて家に帰る（外泊）となると，「受傷前は2階で寝ていたが，どこに寝よう」「ベッドがないからどうしよう」「排泄物品はどこで洗おうか」「家のトイレは和式だ」「お風呂は段差があっても入れるだろうか」「玄関も段差がかなりある」など，気になるところが多く出てきて外泊を躊躇してしまうことがある。その場合は，まず外出から勧めてみる。外出であれば短時間であり，クリアしなければならない難問も少なくて済む。患者の言葉に注目し，外に出ることに関心が向いてきたら，その期を逃さず外出を勧めてみる。

　逆に，外に出ることや家に帰ることに消極的な患者の場合は，その必要性を理解してもらうよう努める必要がある。家族形態の変化により，単身生活者は多くなっている。「外に出てもやることがない」「会いたい人もいない」といった事情が多々発生する。社会に出るためには動機が重要である。「動機付け」も看護師の重要な役割である。しかし，外出はいくらクリアする難問が少ない

とはいえ，すぐ解決できないこともある。たとえば車椅子が玄関を通らない，玄関わきに車を止めるスペースがない，家屋内の段差が多くクリアできない，など改修が必要となると，自宅への外出をするまでに時間を要する。

また，一緒に出掛けてくれる人がいない，といった事情も発生する。その場合は自宅への外出ではなく街中に出ることを試みる。「本がほしいな」「○○を食べたいな」などの言葉が聞かれたら，「外出して，買物をしてきてみたら」「たまには好きなものを食べてきたら」と声をかけてみる。まずは，気分転換を目的とし，外の空気を吸いに行くだけでも何らかの反応は得られるので，試す価値は十分にある。入院期間が長くなっているときに，外に出るきっかけをつくることは重要である。

2 外泊訓練

外泊訓練を計画するにあたり，準備しておくことを挙げる。ただし，すべてを準備できないと外泊ができないということではない。応用・工夫をしてできるだけ早い時期に自宅に帰ることが大切である。頭の中だけでイメージしていても実際に自宅で過ごしてみなければ，不便なところや問題点は見つからないことが多い。さらに，入院生活という特殊な環境から家庭・社会へ気持ちが向けられる機会として，外泊訓練を実施する。しかし，導入などの準備が不十分であると，ただつらい思いだけが残るため，配慮が必要である。

1 自宅への移動手段

自家用車を所有していれば活用できるが，初回は自動車への乗り降りを確認する。車を所有していない場合は，一般タクシーや介護タクシーを利用する。介護タクシーは，移乗や移動を支援してくれるため，介助者の強い味方となる。最近は，リフト付きバスが普及し，駅構内が車椅子で利用できるように整備されてきているため，公共交通機関を利用することも容易になった。公共交通機関を利用する前には，家族や支援者とともに社会環境訓練を実施しておくと安心である。

家の出入りは必ずしも玄関に限らなくてもよい。一軒家であれば，庭に面した掃き出し窓を利用することもある。マンションやアパートの場合は，居住階数によるが，エレベーターの有無や玄関の幅を確認しておく。車椅子を利用する脊髄損傷者や介助者にとっては，少しの段差でも移動が困難となる。屋内までの動線の確認は必須である。マンパワーが備われば，「抱える」「背負う」などの方法で居室内まで移動することもできる。

2 │ 居室の確保

　入院前は2階に居室があったとしても，とりあえず1階で布団・ベッドが置ける場所を確保する。入院中はベッドのため，ベッドがないと外泊できないと考えがちであるが，準備ができなければ布団でもよい。ただし，トランスファーで床からの移乗ができないときは介助が必要となる。1階で居室を確保しても廊下が狭く，居室まで車椅子で移動できないこともあるため，廊下の広さも測定しておく。

　外泊訓練では，家屋の状況を知ることで問題点を見つけることも目的ではあるが，家族団らんの機会をもつことも大切である。また，退院後自分が過ごす居室をどこにするかも検討するとよい。どうしても2階にしたい場合は階段昇降機の設置が可能か検討してみる。

3 │ 寝具の準備

　ベッドやマットレスは障害の部位や機能によって選別する。また，メーカーにより幅や長さが違うため，自分に合ったものを選別できるよう支援する。受傷前にベッドを使用していた場合は，改めて病院と同じようなベッドを購入する必要はないが，ベッド上の動作が遂行できるかを確認することは必要である。

　マットレスは，静止型マットレスとエアマットレスに大別される。脊髄損傷者は重度の感覚障害のため褥瘡発生のリスクが大きい。身体状況に合わせたマットレスの選定は必須である。とはいえ，沈み込みが激しいマットレスを選択すると，ベッド上の活動に影響するため，動きやすさを考慮することも忘れてはならない。選択したマットレス使用後数週間は，褥瘡好発部位の発赤の有無を確認しておく。身体機能によっては市販のマットレスの使用も可能であり，旅行などでホテルのベッドも利用できる。車椅子から床への移乗ができるときは，布団でもよい。ただし，少し厚めになるように布団用マットレスを敷いたり，布団を2枚重ねにするような工夫が必要である。体位変換用の枕も，普通の枕や座布団を2つ折りにして使用してもよい。

4 │ 排泄の実施

　自宅のトイレが車椅子で使用可能か検討する。使用が困難な場合は，どの部分を改修すれば使用できるか検討し，できるだけトイレで排泄ができるようにする。改修しなくても使用が可能であれば，外泊中に排泄を試みる。その際，手すりをどこにつけると移乗しやすいかなどみるとよい。

　排泄に介助が必要な場合は，事前に介護指導を実施しておく。排便について家族や支援者に対する指導が進んでいない場合は，外泊前後で排便することを計画する。

外泊では，ときに過食ぎみになったり，アルコールを飲んだりと食生活が不規則となり，排泄コントロールに影響を及ぼすことがある。最初の外泊で大変な思いをしないためにも食生活には気をつけたい。また，水分補給も少なめになる傾向があるため，尿の性状や発熱などの健康状態にも留意する。排尿を間欠導尿で行っている場合は，自宅での実施場所や尿を廃棄する方法についても確認しておく。セルフカテーテルや尿器の洗浄は，ほかの家族に配慮し，キッチンや洗面所は使用しないようにする。また，尿器はペットボトルで代用すると，その都度捨てることができ便利である。

5 ｜入浴の実施

トイレと同様に，車椅子でまず浴室の入口まで行けるか確かめる。床から車椅子への移乗ができれば，バスマットに降り身体が洗える。移乗に段差が必要であれば，どのくらいの高さと広さが必要か検討する。また，浴槽に入る方法も検討する。最初の外泊では1泊のことが多いため，入浴する時間がもてないにしても，入浴の検討も忘れずに行う。入浴できないときは，清拭や陰部洗浄で清潔が保てるようにする。トイレや浴室に車椅子で入れない場合は，殿部をこすらないよう工夫をして，プッシュアップで移動する方法も考えられる。

浴室への移動が困難な場合や高齢者では，訪問入浴やデイサービスの利用についても検討する機会とする。

6 ｜褥瘡予防などの全身管理

最初の外泊では，入院中と同じ時間に体位変換することを心がけることが望ましい。外泊により，生活のリズムが崩れ今まで行ってきた体位変換の時間が延長してしまい，発赤の原因になることがある。また座位時間が長くなる，安心感や疲労のために熟睡し，夜間の体位変換の時間が延びることがある。座位時間を延長する場合は，こまめに車椅子上でプッシュアップを行う。また，夜間は入院中のような集団生活ではないため，目覚まし時計の利用などの対策を行うとよい。全身の皮膚の観察も必ず行う。

「4. 排泄の実施」の項で述べたが，水分摂取や食生活にも十分留意する。外泊中に外へ出る機会があるときは，外気温に気をつけ体温コントロールが図れるように衣類などで調節する。

7 ｜食事・洗面

食事は3食きちんと食べることはもちろんだが，家族とのコミュニケーションを図る場としたい。食事をする場所は家屋内の状況で決定する。摂取動作の自立の程度により環境を設定する。自助具を使用しての食事摂取の場合は，使用方法を事前に指導しておくとよい。環境設定は一度で決める必要はなく，何

回か外泊を繰り返すなかで，よい方法を選択していく。

　洗面は，洗面ユニットの構造にもよるが，車椅子のフットサポートが当たるため横向きで行うとよい。洗面所への出入りが困難な場合は，キッチンのシンクやガーグルベースンの活用でもよい。

8│生活のリズム

　初回の外泊で実施する課題が多いと，大変な思いだけが残る可能性があるため，優先課題を何点かにしぼることも必要である。初回の外泊では，まず入院中に行っていることが時間どおり家庭でも行えるかをみる。そして，生活のリズムを大切にして短い外泊時間を有意義に活用してほしい。入院中と同じような日課，ADL が自宅でもできるかを試す時間にできるとよい。何回かの外泊でペースがつかめてきたら，環境に合わせ自分なりに工夫していくことも必要になる。退院後は入院中のように訓練などがないため，外へ出る機会や日課が少ないと，生活が不規則になりがちになる。また，昼夜逆転すると，就学や就労の妨げになる。生活のリズムをつけることが日々の健康管理に役立ち，社会復帰に向けての準備にもなることを自覚できるよう支援していくことが大切である。

3 家屋調査

　退院を予定している家屋の情報を得ることはとても重要なことである。車椅子を使用した生活スタイルに変更する場合，何らかの家屋改修が必要となる。そのため入院当初より家屋の状況を把握しておく必要がある。建築時の玄関・居室・風呂場・洗面所・トイレなどの図面や現状の写真があると，早い時期に改修が必要な部分はどこかがイメージできる。

　当院では，入院時に環境調査票の記載をお願いしており，住宅の状況と平面図が提出される。その情報を，患者を担当するコメディカルスタッフで共有する。また，状況に応じて家屋の改修が可能かどうかを患者や家族に確認しておく。賃貸や築年数，立地条件によっては改修が困難となる可能性もある。そのため，初回外出や外泊のタイミングで，担当のコメディカルスタッフで家庭訪問，家屋調査を実施する。家屋内外での可能動作を確認し，患者・家族とともに改修の必要の有無，改修の方法を検討する。自宅前の駐車スペースがどれくらいあるか，ドアが完全に開けられ車椅子の出入りができるか確認しておく。自宅の駐車スペースから車椅子の出入りができないときは，近くで確保し，自宅入口までの路面状態も調べておく。

　玄関に段差がある場合はスロープをつけるが，段差が大きい場合はスロープの角度がきつくなるので段差解消機の設置を検討したり，玄関から出入りする

ものと決めつけず出入りしやすい場所にスロープが確保できるか確認する。ベッドを置く位置やトイレへの出入り，キッチンの使用の可否など，家屋内で生活できるかを確認する。

　家屋調査の結果，改修が必要であれば早急に手配をする。改修に際し留意する点は，可能な限り自立した生活を送るために必要な構造にすることである。家庭で自立した生活が送れることにより，自信がつき，社会に目が向けられるようになる。

　改修費用は，利用する制度によって異なる。すべてが公費で賄えるわけではないことを承知しておく。また，家族や本人との話し合いを密にしないと，必要のない改修を行ってしまう可能性があるため注意する。

事例

　20歳男性Aさん。転落事故による頸髄損傷。自律神経反射が強く，ADLのほとんどに介助が必要であった。また，体調の波が激しいこと，生活習慣が夜型であり朝起床できないことでリハビリテーションに支障をきたしていた。両親はAさんが自立することを願っていたが，愛護的にかかわり，できるだけ長く病院や施設でリハビリを続けてほしいと望んでいた。

　Aさん，両親とも現状を理解し，生活を評価する必要があると考え，外泊を促すこととした。自宅環境を聴取した内容からは家屋改修の必要があると考えられたため，先に家屋調査を行うことを計画した。自宅での問題点は，駐車場から玄関へのアプローチ，トイレ，風呂，居室−リビング床面の段差であった。これらの部分の改修案を提示し，実施した。

　一番の難題は駐車場から玄関へのアプローチであった。階段があったため，段差解消機を設置することにした。これで家の中に出入りすることが可能となった。初めての外泊はAさん，両親とも大変緊張した様子であったが，病院に戻ってきたときには「家の中ではそんなに困ったことはありませんでした」「Aが自分でできることが多くてびっくりしました」「好きなものをたくさん食べてきました」とポジティブな反応が返ってきた。

　外泊は漠然としたイメージを現実のものにする機会である。そしてさらなる目標を見出す機会でもある。躊躇せず計画的かつ積極的に勧めるべきである。

4章

精神面への看護

1 急性期

1 │ 心理面への援助

　突然の事故や病気によって，患者は脊髄損傷になる。ベッド上で意識が回復したとき，身体は動かず，自分に起きていることが理解できない。説明を受けても，今後，自分がどうなっていくのか今後の自分を想像できない。強い不安と回復への期待のなかで，苦しい時期を過ごすことになる。受傷直後の患者ではこの不安定な心理状態が言動に反映される。

　キュブラー＝ロスは，死を宣告された患者が受容するまでにいくつかの心理過程を経過すると述べており[1]，脊髄損傷を宣告された患者も同様な心理過程を経過するといわれ，障害受容過程に関する諸説が発表されている。しかし，人間の個性がさまざまであるように，障害の受容過程もさまざまである。理論でいわれている，障害受容過程の反応（悲嘆や嘆きなど）を，明らかに表出してくる患者のほうが少ない。しかし，表出してこないからといって，障害受容過程をたどっていないわけではない。理論を活用して，今，患者がおかれている精神状態を査定することは，患者を理解するうえで非常に意味がある。

　身体的不快感や不安を頻回に訴え，対応や処置を求める患者がいる。それに十分応えきれないと，患者の不安はさらに高まり気分の落ち込みやいらだちがみられる。脊髄損傷者が経験する，急激な身体の変化，生活環境の変化は，想像を超えるものである。

　そのような時期は，医療者とのコミュニケーションが難しくなる場面もある。脊髄損傷者のこのような言動に対しては，心理的背景を考慮し，多職種と連携し統一してかかわることが重要である。

2 │ インフォームド・コンセント

　予後について急性期病院で説明を受けたのち，リハビリテーションのために回復期病院に転院してくる。転院後，自分自身の予後について，理解している患者は少ない。リハビリテーションを開始するにあたり，患者や家族が今までどのような説明を受けているかを確認し，医師による説明を行う。医師の説明には，必ず受け持ち看護師かそれに代わる看護師が同席する。患者とともにや

りきれない時間を共有し，患者のおかれている状況や思いを理解しようとすることが，信頼を深めていくきっかけとなる。

また，医療スタッフで十分カンファレンスを行い，対応を統一することも重要である。スタッフによって言っていることが違うのでは，医療不信が生まれ効果的な治療は期待できない。

3 | 精神面への働きかけ

この時期の患者は，障害の程度にかかわらず，強い不安と回復への期待のなかで，苦しんでいる。ベッド上安静やADLの制限により，他者との交流も限られ，自ら交流を広げることは困難である。インターネットの発達によって，患者はさまざまな情報を得られるようになった。しかし，それは正しい情報ばかりではなく，ときに患者を混乱させる。看護師は，患者の言動を観察し，その背景にどのような情報や考えがあるのか，理解に努めなければならない。患者の思いを理解しようと努め，患者が思いを言葉や態度によって表出できるように働きかける。

療養環境については，外の景色や外気を感じられる機会を十分にもつ。

また，できるだけ早期に同じ障害をもつ患者と同室になれるよう配慮する。同じ障害をもつものにしかわからない心の交流が生まれ，体験を語り合うなかで，障害受容のきっかけとなりうる。

2 回復期

回復期になると，患者は，車椅子に乗車し訓練室に送迎され，さらに多くの情報を得るようになる。並行して家族に介護指導が実施される。さらに病棟生活のなかで，本人の状態に応じて，身体の変化や合併症について指導が行われる。

この時期，苦痛を軽減させるための適切で快適なケアは，患者との信頼関係の獲得につながる。患者の身体状況の変化やADLの獲得状況を伝えることも重要である。信頼関係が確立されないと，患者は不安やいらだちにより，リハビリテーションに影響がみられることがある。

また，ほとんどの患者は，自分の予後について認識し始め，これからどうなっていくのかを知りたいと思うようになる。看護師は，患者の知りたいと思う気持ちを大切にし，時機を逸することなく，知りたいことについて，できるだけ正確に答える。

ときに患者の知りたいことが偏り，看護師が知っておいてほしいこととの間にずれが生じることがあるが，計画的・総合的に患者が知識と技術を習得できるように働きかける。無理に進めることは，効果的ではない。患者が知りたい

と思えるように働きかけ，患者自身が知りたいと思えるようになったときはその機会を逃さず，介入していく。

　病院での生活は，リハビリテーションそのものである。座位・車椅子時間の延長，介護指導をいつどのように実施するかなど看護計画を立てる際は，患者自身も参画し，自己決定を妨げないようにする。さまざまな場面で必要性を理解できるよう説明し，患者本人が決定できるようかかわっていくことが重要である。

3 ピアサポート

　患者は，医療者の説明を受けても障害の具体的イメージや社会復帰までのプロセスを理解することは難しい。同じ障害をもつ人や同じ体験をした人が，自分の体験談を語ることが，患者にとって障害受容のきっかけとなる場合がある。このように同じ障害をもつ人同士が，自分の体験を語り共有することをピアサポートという。

　ピアサポートは，適切なタイミングを図って実施する。依頼された人は，同じ障害をもつ者として，生活のために必要な手段について具体的に情報提供する。すでに地域で生活している人の場合には，面談できる機会を得て，社会参加について情報提供してもらう。

　少しずつ自分の予後がみえ始めた患者は，同じ障害をもつ仲間から情報を集めたり，専門書やインターネットなどから知識を得ようとしたり，看護師に積極的に質問するなどの行動がみられるようになる。

　一方で，周囲との交流をもたず，自分の世界を優先するあまりリハビリテーションに支障をきたす患者もいる。

　積極的にリハビリテーションに取り組み，計画的に進んでいる患者であっても，困難さは抱えており，何かの機会に意欲を失い，後退してしまうこともある。

　看護師は，患者の繊細な心の揺れを敏感にキャッチし，寄り添っていく。

引用文献

1) E・キューブラー・ロス，鈴木　晶（訳）：死ぬ瞬間—死とその過程について. 完全新訳改訂版. 読売新聞社，1998

5章

家族への看護

　頸髄損傷・脊髄損傷者は，地域社会で生活していくうえで，何かしらの支援を必要とする可能性が高い。その支援者として，医療者は家族に期待を寄せ，患者の資源として捉え，ケアのあり方を指導する家族指導に時間を要することも少なくない。しかし，支援をする側の負担感やストレスなどさまざまな家族の健康問題も指摘されている。さらに，介護を前提とした新たな生活の構築が必要となるなかで，家族の混乱も予測される。

　近年，家族構造や形態が変化してきている。いくつかの世代が同居するような拡大家族の減少と，核家族の増加となっており，家族の規模が縮小し，同居を前提とする家族ではない場合も少なくない。また，婚姻に対する意識の変化や価値観の変化などによって夫婦・家族のありようも変化してきている。このように家族が多様化するなかで，最期まで住み慣れた地域で生活することが国の施策として推し進められており，病や障害をもちながら地域で生活する患者・家族はますます増え続けていくことが予測されると同時に，そのような健康障害を抱えた患者を含めた家族全体を支援していくことが求められる。

1 家族を支援する目的

　家族は婚姻関係や血縁関係を基準とした単位[1]とされているが，家族看護では情緒的な結びつきがあり家族として自覚している人々を家族と捉え[2]，支援の対象として位置づけている。家族の一員が病や障害をもつことは，安定した生活や関係性を脅かしかねない。このような家族が，家族が本来もつセルフケア機能を活かし，主体的に対処，適応し健康問題を解決できるよう支援していくことが求められている。頸髄損傷・脊髄損傷者・家族でいうならば，変化した機能による生活の再構築へのプロセスを歩めることが具体的なゴール（支援目的）といえるだろう。

2 家族が受ける影響

　急性期を脱し，生命の危機を乗り越えた後に患者が目の当たりにする身体機能の喪失は，本人のみならず家族にも大きな影響を与える。受傷後，患者・家族には，受傷の程度，障害の程度，将来への見通しが医療者から伝えられるが，反応はさまざまである。近年は再生医療への患者・家族の期待も高まり，

治療を希望する場合もあるが，必ずしも期待する結果が得られるとは限らない。このような患者の身体機能の喪失は，生活における活動能力（ability）や活動範囲の制限を伴うものとなり，こうした喪失体験は患者自身に否定的感情（不安，落胆，怒り）を引き起こし，それが家族にも投げ入れられる[3]。一方，家族は，介護が現実化してくるなかで，身体的疲労，負担感，社会的役割への影響などを体験し，少なからず自身への否定的感情（孤立感，不安感，負担感，被害感，無力感，怒り，罪悪感，悲しみ）を経験している[4]。これらの患者と家族との心理的相互作用が，その後の患者の心身の予後にも影響を与える[3]。

　これらから，家族が受ける影響は，介護を行うことで生ずる身体的影響（腰痛などの慢性疼痛や持病の増悪など）と，身体介護への負担感・疲労感・緊張感などに加え，回復への希求がかなわないことへの落胆や喪失感，障害をもつ患者との情緒的かかわりへの戸惑いや苦悩，経済的不安や負担，将来への見通し（生活，復職，復学など）への不安や苦悩など，心理・社会的影響が考えられる。医療者は，家族がどのような影響を受けているのか，どのような体験をしているのか把握していくことが必要である。

3　家族像を捉える

　どのような家族か，家族像を捉える視点として以下の6つが示されている[5]。
①家族にどのような出来事が降りかかり，どのような影響を与えるものか
②その出来事に対応する力はどれほどか。強み・弱みは何か
③家族は発達上のどの段階にあるか
④過去にどのような危機にどのように対応してきたか
⑤現在どのように対応しているか
⑥家族なりの対応によって家族は適応しているのか，不適応状態にあるのか

　これらの視点をもちながら家族を捉えていくことが有用である。そのために必要な情報を収集・整理し，家族を捉えていく。

1 ｜ 家族の構造的側面から捉える

　家族の構造的な側面とは，その家族がどのようなメンバーで構成されているかであり，それを簡潔に理解するためにジェノグラムを用いることは有用である。家族構成を尋ねる際，別居家族も含め患者が家族として捉えている範囲の情報を把握していく必要がある。続柄，年齢，仕事や居住地，生活状況や生活パターン，家族自身の健康問題があるかどうかも重要である。

　高齢者夫婦の受傷，高齢の片親の受傷などは高齢夫婦のみで在宅に向けた介護が可能なのか，子ども世代が介護を担う場合，養育と介護のダブルケアとなっていないかなどを知ることは，長期にわたる介護生活への支援につなが

る。さらに別居家族の場合，どのような距離感で支援が必要なのか，患者自身の地域におけるネットワークはどのようなものがあるかなどの情報も併せて確認していく。また，配偶者や子どもが受傷した場合，経済的な問題や復職・復学などの問題，働きながら介護をどのように継続していくか，社会性の拡大を含め家族のネットワークや地域環境の情報は必要となる。

2 │ 家族の機能的側面から捉える

　家族の機能的側面の項目としては，家族間の情緒的関係，コミュニケーション，相互理解，価値観，役割分担，勢力構造などがあげられる[6]。頸髄損傷・脊髄損傷者・家族の支援を考えると，家族内での役割変化が生じ，今までの関係性から介護者と被介護者という関係に変化するからこそ，元々の家族内役割と情緒的関係性を捉えることが重要であると考える。

1 家族内役割

　家族は，生活のなかでさまざまな役割があり，互いに補い合いながら生活をしている[3]。患者となった家族員の役割を担うことや，役割変更を求められることも少なくない。例えば，家事や子育ての一切を担っていた妻が頸髄損傷となれば，夫や子どもはその一部もしくは大半を担わなければならなくなる。家族それぞれが今までの生活（日常）や役割を喪失することとなり，それが心理的葛藤やストレスとなることもある。病や受傷によって生活支援が必要となった家族の担っていた役割を，他の家族がどのように担っているのか，何もできずに困惑しているのか，外部からの支援を受けながら柔軟に対処しようと試みているのかなど状況を把握していく。また，役割変更を肯定的に受け止め対応しようとしているのか，心理的葛藤を抱えているのかなども併せて確認していくことが重要である。

　家族が役割変更に柔軟に対応できているかどうかは，今後の社会生活においての家族内の協力体制や，外部のサポートとの連携などに反映される。家族役割の変更がうまくいくかどうかは，各個人の役割変更能力（他のメンバー役割を補えるか，価値観の変更が可能か，心理的葛藤に耐えうるかなど）と外的要因（拡大家族からのサポート，勤務先の理解，経済的問題など）が影響する[7]。

2 情緒的関係性

　また，受傷前の家族間の情緒的関係（結びつき）が，今後の支援に少なからず影響する。情緒的に安定した関係であれば，介護（支援）や役割・生活変更に家族が柔軟に取り組んでいこうとする。一方，何となくやり過ごしてきた関係や葛藤を抱えていた場合，今後の支援体制や意思決定に柔軟に対応できずに何らかの影響を与える。例えば，思春期の子どもをもつ親と受傷した子どもの

間で心理的葛藤が存在する場合，親の意向が強く反映される，もしくは子どもの意向に親が意見できないなど意思決定に影響を及ぼす場合がある。さらに，障害をもつ子どもと介護を担う親との結びつきが強化される場合もある。また，若年夫婦・子どもの家庭で経済的にも厳しい状況での受傷では，互いの育ってきた家族との間で葛藤が起きる場合がある。家族間での話し合いがどのように行われているのか，コミュニケーションのありようなど日頃からのかかわりや観察をとおして関係性を把握していくことは有用である。

3 ｜ 家族の発達段階を捉える

　個人のみならず家族にも発達段階がある (表2-10)。発達段階の移行期には危機に陥りやすい。患者が一家の大黒柱で経済的支柱であれば，今後の経済をどのように担うか，就業継続は可能か，子どもの教育など，さまざまな課題に取り組まなければならない。高齢夫婦の1人が患者である場合，身体的衰えに直面しながらも趣味や生きがいなどを探りながら夫婦としてのありようを模索しているかもしれない。また，介護に子ども世代がかかわる場合，子ども世代はどのような課題に直面しているのだろうか。教育期の子どもを抱えている，夫婦どちらかの親の介護がすでに始まっているなどさまざまな課題に直面しているかもしれない。

　このように，患者が障害をもつことは複数の家族に影響を与えるが，核家族にとっては新たな課題(危機)が生じることになる。現在起こっている出来事のみならずどのような課題を抱えている家族かを理解していくことが，支援を検討するうえで重要となる。

4 ｜ 家族の対応状況を捉える

1 日常生活の調整・家族の健康

　患者の病や受傷，それに伴う身体機能の変化により入院生活を余儀なくされている状況は，家族のこれまでの生活に大きく影響する。特に高位の頸髄損傷者は，他者の支援(介護)なしでは社会生活を送ることは困難である。そのような将来の介護を見据えたなかで，家族は役割変更に伴う生活の変化に対応することや，面会に来ること，支援が必要な機能や支援内容を具体的にみることなど，時間を割いて患者のそばに寄り添うこととなる。

　家族の生活パターン，睡眠時間，仕事と面会者(支援者)としての役割のバランス，食生活やストレスの程度，疲労や抑うつの症状がないかなど，家族の生活にも目を向け把握していく必要がある。

2 病状認識・情緒的反応

　頸髄・脊髄損傷は医療の進歩があっても，完全に修復・再生されることは困

表 2-10 家族の発達段階と経験する危機状態

家族の発達段階	発達課題		家族が経験する危機状態
第一段階 結婚前の成人期	家からの巣立ちと家族の基盤づくり	生育家族 (生まれ育った家族) からの独立 パートナーと親密な関係を築く	若年成人の病気 ・周囲から取り残される孤独感 ・親への罪悪感 ・社会活動 (学業, 就職, 仕事) への影響 ・意思決定を巡るパートナーの立ち位置が不確実になりやすい
第二段階 新婚夫婦の時期	2つの異なる家族の融合	夫婦の相互理解と信頼の確立 葛藤を解決する方法を学ぶ 実家・親族との関係を適度に保つ	新婚期の配偶者の病気 ・生育家族の意見が強く意思決定が複雑になりやすい ・夫婦での問題解決に関する経験が乏しくコミュニケーション不足に陥る
第三段階 乳幼児を育てる家族	幸せとストレスの狭間	父親・母親 (祖父母) としての役割を獲得する 家事と子育ての分担	子育て中の家族に生じた親の病気 ・父親・母親役割を遂行できなくなることへの苦悩 ・家事育児のバランスが崩れることへの負担と混乱
第四段階 学童期の子どもを育てる時期	生活の広がりと境界の維持	子どもの社会適応を促進する 学校や地域とのつながりを保つ 親の社会的役割の拡大	・仕事が多忙な年代であり, 夫婦間コミュニケーションが低下する ・子ども世代への支援のため, 祖父母世代の疲労が蓄積する ・子どもの社会生活への影響 (学校生活を考慮した子どもへのかかわりが必要となる) ・子ども特有の悲嘆反応への対応 (甘える, 不登校, 不眠など) が必要となる
第五段階 思春期・青年期の子どもを育てる家族	健康な家族でも揺らぐ時期	子どもの自立を促しつつ, 子どもの依存を受け止める 親の身体的・社会的変化への適応	思春期~青年期の親の病気 ・病気のストレスと親役割の難しさから混乱をきたす ・思春期の子どもの孤独 ・親子の葛藤 ・子どもの社会生活 (学業, 部活, 受験, 友人関係など) への影響
第六段階 子どもの巣立ちとそれに続く時期	岐路に立つ家族	老後への準備, 成長した子どもとの対等な関係を築く 定年後の夫婦関係の見直し, 祖父母の老化への対処	若年成人期の親の病気 ・親の闘病・介護に伴う, 社会活動への影響 (学校, 就職活動, 職業選択, 友人関係など) ・病気と定年退職が重なり家族生活に混乱をきたす ・親を看取る独身の子どもの悲嘆
第七段階 老年期の家族	さまざまな別れと人生の統合	配偶者の老化や死への対処	配偶者の死, 親を看取る壮年期の子 ・死別に伴う悲嘆・予期悲嘆 ・未婚の子どもを世話する老親の病気 ・老老介護の課題 ・元気な超高齢者の病気を, 子どもが受け入れない

〔野末武義:家族ライフサイクルを活かす—臨床的問題を家族システムの発達課題と危機から捉え直す. 精神療法 35 (1):26-33, 2009 より改変〕

難な状況にあり，今ある機能を最大限活用しながら生活を再構築していくこと，その機能とともに今後を生きていくことに折り合いをつけていくこととなる。患者自身，今まで獲得してきたものを失うこととなり，身体機能だけでなく日常や社会生活，自尊心などさまざまなものを失う経験をする。それによって，生きる意味を見出せなくなることもある。

最も身近な存在である家族は，患者からの感情の受け手となりやすく，家族もまた不安や苦悩を抱えている可能性が高い。また，患者が自責の念や後悔などで気持ちを塞いでしまっている状況に，家族としてどう対処すればよいか困惑することもある。一方，家族も患者の回復を断念せざるを得ないことに向き合わなければならない状況になることから，現実を受け止めきれずに支援を躊躇している場合もある。

このように，家族の一員が障害をもつことによって，患者も家族もそれぞれの立場で現在の生活や将来の生活・希望や夢を制限・変更・断念することで心理的な影響を受け，対処行動に影響を及ぼすことが予測される。患者および家族が，状況をどのように認識し何を体験しているのか，どのように対処しようとしているのか，またこれらに対してどのような心理的反応を示しているのかを知ることが重要となる。

4 支援の実際

予期せぬ病や事故によって障害をもつことは，患者・家族にとって重大な喪失となる。喪失に遭遇した後に取り組まなければならない課題として，現実をどう受け止めるかということと，喪失の結果として生じる生活上の問題やこれからの人生にどう向き合っていくかということであるといわれている[8]。家族は目の前の状況に圧倒されながらも，生きていくため，生活していくために，患者を含む家族の直面した生活に関する問題に取り組んでいかなければならない。家族が支援（介護）を受け入れ，自分たちなりの支援方法を模索しながら健康を維持し，家族の生活が営めるよう支援すること，退院に向けたプロセスが家族の自信となるようかかわっていくことが重要である。

1 ｜ 支援する家族を把握し，生活の再構築に向けた関係づくりをしていく

頸髄・脊髄損傷者は障害の程度によって支援内容は異なるが，特に高位頸髄損傷者は日常的に頻繁な支援が必要とされる。患者・家族が誰とどのように今後の生活を再構築していきたいと考えているのか，対話を重ねながら key となる家族メンバーとの関係を築いていくことが重要である。そのためには，家族を気にかけ関心を寄せ，日頃から声をかけていきながら，家族が語れるような

場をつくっていく必要がある。そして，家族の対応力や対処行動をねぎらい，承認していくことも関係性を築いていくためには有用である。家族にとってのよりよい生活は何かをともに考える機会をつくっていくことが支援となる。

2 | 家族内役割の調整

障害をもつ人とともに生きる人生は長期にわたることから，家族の介護力や外部とのかかわりへの柔軟性があるかが重要となる。個々の家族メンバーが変化した役割や生活に対応できているのか，家族の1人だけに負担がかからないか，個々の家族メンバーの協力体制について家族内でコミュニケーションが促進されているか，を見極めながらともに考える機会をつくる必要がある。家族内での話し合いが促進されていなければ，話し合いの場を提供することも必要になる。その際，家族1人ひとりが意見を伝えられるよう促すことや，それぞれの意見を尊重しながら家族なりの決定ができるよう，話し合いを進めていく役割を担うことが求められている。家族それぞれが，自身の生活を大事にしながら介護ができるよう，役割調整ができるよう支援していくことが重要である。

3 | 支援体制の促進

頸髄損傷・脊髄損傷者の身体機能の喪失は，患者にとって ADL，特に排泄機能に関する支援など，自尊心の低下やプライバシーが脅かされるような状況となる。家族といえどもその支援は，踏み込むことへの躊躇や葛藤などを抱えることも予測される。家族の心理的な揺れに寄り添いながら，家族のペースを大事にしながら見守り，支援していくことが重要である。さらに，損傷部位や損傷の状況によって残された機能が異なり，支援（介護）を要する量や時間的制約も異なる。家族の生活に支援が組み込まれることを踏まえ，家族の生活や生活環境を考慮した支援内容や方法を模索しながら，段階的に家族指導・教育を行っていく。その教育的かかわりのプロセスに寄り添いながら，家族なりの方法でケア技術の習得ができるよう，家族としての成長を見守りながら支援していくことが重要である。

4 | 患者を含む家族の社会生活を調整する

患者を含む家族がどのような生活を思い描いているのか，望んでいるのかを捉え，家族の適応状態を見極めながら，退院に向けた支援を行う必要がある。家族の介護への価値観，外部資源を活用することへの価値観，信念などを把握したうえで，必要な資源の選択や調整，導入に向けた家族の意思決定ができることを目指しともに取り組んでいくことが重要である。その際，患者の年齢や障害の程度，地域によって外部資源の選択肢は異なるため，医療ソーシャルワーカー（MSW）と連携しながら調整していくことが求められている。

患者が学童・青年期であれば復学に向けた支援として，患者の情報共有をしながら，どのような準備状況が可能かを学校側と調整していく必要がある。

患者・家族の意向を確認したうえで，現在の機能や支援内容を医療チームで検討し，学校側の理解・支援促進に向けた情報交換会を調整・実施していく。ハード面・ソフト面の両側面から機能に合わせた支援が必要であり，より現実的なすり合わせをしていくことが求められる。

また，現役世代であれば，身体機能に合わせた復職が可能かなど復職に向けた支援が必要となる。医療チームと職場の間で，病状や障害に関する情報を共有し，配置転換やハード面の環境調整，ソフト面での必要な支援のすり合わせなどを行うことで，社会復帰への援助となる。

5 看護者の姿勢

患者と家族はそれぞれ影響を与え合う1つのまとまりである。また，医療者も影響を与え合う立場にある。患者・家族の振る舞いは，それだけで独立しているのではなく，医療者などの援助者から影響を受けて作り出され，その振る舞いは援助者にも影響するもの[9]といわれているように，影響し合う相互作用がある。患者・家族とよりよい援助関係を結んでいくためには，看護者が中立であることは不可欠である。患者のケアを日々行う立場にある看護者は，ときとして患者への肩入れをすることで，家族への否定的感情が起こる場合もある。また，看護者それぞれの価値観によって患者や家族とかかわると，理解できない感情が起こることもある。看護者自身の価値観，中立性を意識する必要がある。そして，相手に関心を寄せ相手を理解しようと努力する姿勢が重要であり，家族の意思を尊重すること，医療者の価値観を押し付けないことが求められている[10]。

参考・引用文献

1) 上別府圭子，他：家族看護学．系統看護学講座-別巻．p25，医学書院，2018
2) 鈴木和子，他：家族看護学—理論と実践．第4版．p29，日本看護協会出版会，2012
3) 渡辺俊之：介護者と家族の心のケア—介護家族カウンセリングの理論と実践．p76，金剛出版，2005
4) 前掲書3)．pp39-52.
5) 前掲書2)．p76.
6) 前掲書2)．p82.
7) 宮腰由紀子，他(編)：リハビリテーション看護と家族支援．p5，医歯薬出版，2003
8) 坂口幸弘：喪失学—「ロス後」をどう生きるか．p149，光文社新書，2019
9) 柳原清子，他：渡辺式家族アセスメント/支援モデルによる　困った場面課題解決シート．p19，医学書院，2012
10) 前掲書2)．p170.

6章

社会参加への道

1 身体障害者手帳・介護保険

　2000（平成12）年より介護保険法が施行された。そのため，脊髄損傷者の在宅サービスを構築する際，利用する制度は年齢，脊髄損傷の原因疾患によって，障害者総合支援法と介護保険法に分類される。

　身体障害者手帳は，障害者福祉法に定められた範囲の障害程度に該当すると認められた場合に交付され1〜7級に分類される。手帳の申請交付は障害が固定した時期であり，概ね発症（受傷）から6か月が目安となる。指定医師の診断を受け，都道府県知事に申請する。介護保険の該当になる脊髄損傷者の場合，介護保険の利用が優先となるため，身体障害者手帳の取得は必須ではない。

　身体障害者手帳でサービスを受ける場合は，障害者総合支援法による障害支援区分（区分1〜6）の認定を受け，市町村がサービスの支給量を決定する。また，福祉用具や介護ベッド，車椅子も「支給」される。

　介護保険は65歳以上または，40歳以上で介護保険が定める特定疾病を原因とし要介護状態になった場合申請することができる。サービスを利用する場合は市町村に申請し，要介護度の認定を受けなければならない。認定区分（要支援1〜要介護5）により利用限度額が設定され，担当のケアマネジャー（介護支援専門員）が介護プランを作成する。ケアマネジャーの選定に困る場合は，居住地域の地域包括ケアセンターに相談し紹介を受ける。介護保険は「そのときの状態」が判定基準になる。申請から認定調査，区分認定まで1か月以上要する場合もあるため，予後予測を立て申請時期を判断するとよい。

　脊髄損傷になる前に介護認定を受けていた場合は，認定区分の見直しのため再認定を受ける必要がある。介護保険における福祉用具の利用は，「レンタル」が基本である。車椅子やベッド，マットレスなどもすべてレンタルとなる。住宅改修が必要な場合も，介護保険を利用した改修が優先する。

　障害者総合支援法を利用している脊髄損傷者は，65歳以上になると介護保険制度へ移行することとなる。すると，ベッドや車椅子といった日常生活用具が，「支給」から「レンタル」へと移行する。そのため，自己負担額が大幅に増え，今までの介護サービスが維持できない事態になることがある。障害特性（車椅子が体格・体型よりレンタルでは合うものがないなど）から介護保険での対応が困難な場合は，行政と入念に調整し障害者総合支援法などで補えるよ

うにしていくことも必要である。

　脊髄損傷者の在宅サービスの視点は「健康管理」「環境調整」「介護」「社会参加」である。個々の状態やニーズに応じたサービスの組み立てを検討し，地域と共有していくことが重要である。脊髄損傷者や家族が障害の状態を理解し，必要なサービスを決定していけるよう支援していかなければならない。そのためにも法律の理解は必須である。

その他の制度

1｜労働者災害補償保険法（労災保険法）

　脊髄損傷の原因が，業務上や通勤途上の事故による場合に対象となる。いわゆる「労災」といわれるものである。給付内容は，療養（補償）給付，療養費用の給付がある。療養給付は脊髄損傷の治療および脊髄損傷が原因となって発生した疾病（いわゆる合併症）の治療に要する費用を負担する。療養費用の給付には，休業（補償）給付，障害（補償）給付，労災福祉事業のアフターケア，介護（補償）給付，傷病（補償）年金，再発申請がある。

　脊髄損傷の原因が労災事案であっても，何もかもが給付されるわけではない。受傷前の健康状態や，原疾患と脊髄損傷との因果関係など詳細に精査される。もちろんこれらのことは医師が判断することではあるが，看護師も制度を理解しておく必要がある。

2｜自動車事故対策機構の介護料

　自動車事故が原因の脊髄損傷の場合，給付される。常時または随時，ADLに介護が必要な状態である場合，対象となる。

3 地域連携

　少子高齢化の急速な深化により，地域医療構想が活発となり，在宅医療の推進から地域包括ケアシステムが構築された。地域包括ケアシステムとは，もともとは，超高齢社会を乗り切るために，介護保険制度のなかで構築されたもので，医療や介護，福祉サービスを含めたさまざまな生活支援サービスが日常生活圏域で提供できるような体制のことである。

　高齢の脊髄損傷者が増加している昨今，地域連携は在宅復帰のためには欠かせない要素となっている。地域で対象者を取り巻く職種は医師，看護師，保健師などの医療職，介護福祉士，ケアマネジャーなどの介護福祉職，そして事務職と実に多彩である。全職種がチームワークよく機能し連携することが重要で

ある。地域社会において，医療と福祉の連携にはまだまだ課題が多い。行政間の連携についても同様である。多彩な職種をコーディネートする役割を看護師は求められている。

脊髄損傷者はさまざまな合併症に注意して生活しなければならない。特に「排泄障害」「褥瘡」「呼吸機能障害」などは生命や QOL に関連する重大な合併症である。これらの合併症をいかに予防できるかが，在宅生活を持続させ QOLを保つための重要な要素となってくる。

在宅生活における予防医療の実践では，在宅診療（往診）や訪問看護，訪問リハビリや訪問介護など，環境設定が重要である。しかし，これらの体制は地域によって差がある。脊髄損傷者に限らず自身の生活域における医療・福祉体制を熟知している人は少ない。どことどこをつないでいけば安心安全に生活できるかを一緒に考えていくことが重要である。

1 ｜ 退院時共同指導

入院している患者が退院するとき，在宅における療養上必要な説明と指導を，看護師や理学療法士，作業療法士などと共同して行うことを「退院時共同指導」という。実施の形態によっても異なるが，診療報酬の対象である。主な参加者は，当事者・家族・看護師・医療ソーシャルワーカー（MSW）・訪問看護師・ケアマネジャー・理学療法士・作業療法士などである。可能であれば，地域で医療を担当する医師が参加できるとよいが，現状では参加する頻度は限りなく少ない。薬剤師や管理栄養士なども参加の対象となる。病院看護師は情報提供の手段として，看護要約を準備し説明する。場合によっては生活動作を実践し，実際の動きや介助方法，注意すべき事柄を確認する。脊髄損傷者の支援者たちがケア方法のイメージが付き，継続課題を共有し在宅生活にスムーズに移行できることが最大の目的である。

事例1 ///

　65 歳男性 B さん。頸椎後縦靱帯骨化症の手術の後, 不全四肢麻痺となった。筋力が弱く食事を食べること以外すべてに介助が必要であった。また, 性格的に依存性が高く, 自分でできることも依頼する傾向があった。妻と 2 人の息子がいるが, 子どもたちは独立し別居していた。妻は介護に対する不安が強く, 繰り返し介護指導を実施した。急性期病院で発症した褥瘡が治癒していなかったが, B さんは外科的治療を希望せず, 退院時も治癒していない状態が予測された。介護量の多さと医療処置の必要性から, 在宅診療 (往診), 訪問看護 (排便・褥瘡処置・健康チェック), 訪問入浴, 訪問リハビリを介護保険で設定した。退院 2 週間前に, 往診病院所属の看護師, 訪問看護師, 訪問理学療法士, ケアマネジャー, 病院看護

師，医療ソーシャルワーカー，Bさん夫妻が参加し，退院時共同指導を実施した。地域担当者は，ご夫婦と対面し健康上の課題だけでなく，関係性を含めた社会的課題もキャッチしていた。妻の介護負担を軽減できるよう，Bさんの自立を促す支援をしていくと報告があった。

2 ｜訪問看護

　訪問看護の歴史は昭和40年代から始まっている。もともとは寝たきりの老人が対象であったが，その活動が評価され対象は在宅療養者全般に拡大した。1994（平成6）年の健康保険法等の改正によって，在宅の難病患者，障害者などを対象とした訪問看護制度が創設された。さらに，2000（平成12）年の介護保険法の施行時には，訪問看護は居宅サービスとして位置づけられた。地域医療構想において訪問看護は，なくてはならない機能であり，住み慣れた地域で生活する療養者を支えている。訪問看護師は，バイタルサイン測定による健康チェックにとどまらず，入浴介助や創傷処置，服薬確認，マッサージや関節可動域訓練，療養指導など幅広く生活に必要な支援を実践している。また，在宅生活者に体調の変化があったとき，真っ先に相談できる身近な医療者でもある。

　脊髄損傷者が在宅生活を継続していくためには，何よりも健康管理が課題である。脊髄損傷者の多くにみられる合併症をコントロールしていくことが重要かつ不可欠である。特に，褥瘡や尿路感染は日々の生活と密接に関連し，繰り返し発生する合併症である。この合併症をコントロールすることで，QOLは格段によくなる。脊髄損傷の病態を理解し，専門的アプローチで予防していくことが必要である。また，脊髄損傷者の健康の不具合を現認した場合は，かかりつけ医に相談し一時的処置を施す重要な役割がある。合併症の早期発見・早期治療は確実にQOLをよくすることにつながっている。

　地域の現場では，医師・看護師のみならず，薬剤師や理学療法士など国家資格を有する職種から，事務員やヘルパーなど資格をもたず働いている者もいる。その職種間をつなぐ役目も訪問看護は担っている。1人の脊髄損傷者にかかわる職種は実に多様である。その職種間をつなぎ，情報を共有し問題解決のための手立てを講じて実践する。そのためには，知識・技術と卓越したコミュニケーション能力が必要である。

3 ｜訪問リハビリ・訪問入浴

　障害者総合支援法，介護保険法いずれの利用であっても，訪問リハビリや訪問入浴の制度を利用することは可能である。しかし，利用頻度や経済的負担は認定区分により差がある。サービス等利用計画やケアプランに基づいた日数・時間帯での利用となる。これらのサービスを利用するメリットは，生活習慣の

維持，活動時間の確保，QOL の向上などがある。さらには，このサービスを利用することによって，介護者の介護負担を軽減することができることも大きなメリットである。

脊髄損傷者のほとんどは運動・知覚機能に障害を有している。麻痺した身体は動かさなければどんどん拘縮や筋萎縮を起こしていってしまう。負のスパイラルを打破するためには，他動的にでも身体を動かすことが必要である。とはいえ，麻痺のある身体を動かすことは非常に重労働であり，介護者だけで実践していくのも限界がある。これらの一部を訪問リハビリや訪問入浴で補うと，介護者の負担が軽減することは確かである。また，脊髄損傷者の多くは，保清をシャワー浴で済ませている。入浴サービスを利用すると，浴槽に入ることも可能になり入浴の効果も期待できる。

一方，デメリットもある。サービスの利用は決められた時間となるため，生活をサービスに合わせなくてはならず制約もある。また，不特定多数の人が自宅に入り込むことを快く思わない人も少なからずいる。介護者が利用したくても，脊髄損傷者自身がサービスを拒めば成立しない。このズレを上手にすり合わせ，双方にとって最大限のメリットを得ることが重要である。

外出にさほど困難を生じない機能であれば，デイサービスによるリハビリや入浴を利用することも可能である。デイサービスは送迎付きも多く，入浴やリハビリのほか，レクリエーションや余暇活動の場となり，社会的交流の場ともなるであろう。年齢や社会背景によっても異なるが，高齢の脊髄損傷者は外出の機会が減り，自宅にこもる生活になりがちである。活動の機会をもち社会参加できるための工夫は必要である。

4 ｜ 自動車運転

自動車を使用することにより，行動範囲が広がり，外へ目が向けられ，早い社会復帰にもつながる。雨の日などは，車椅子では行動しがたいが，自動車は目的地まで行けるため便利である。運転適性の関連動作には，運転座席への乗り移り，車椅子の積み下ろし，ハンドル回旋，ブレーキ・アクセル操作などがある。

当院では運転適性訓練のためのシミュレーターで，実際に走行しているようにモニターを見ながら，適性の有無，運転技術の訓練を行っている。新規免許取得希望者が条件付き合格で自動車学校に通う場合，条件を満たす車両を使用し教習を受ける必要がある。近年は疫学的に高齢の脊髄損傷者が増えてきており，自動車運転継続を希望するケースも多い。通常でも，外出がしづらい高齢者にとって，足となる自動車の運転を希望する気持ちは理解できる。しかし，近年の高齢者の自動車事故の増加を鑑みると，一様に勧めるわけにはいかないのも実情である。高齢者の自動車運転に関する評価は認知行動面の評価を丁寧

に実施することが重要である。

　最後に，身体障害者には免許の取得から車両の保有に関することなど優遇制度があるため活用するとよい。

事例2 ///

　43歳男性Cさん。バイク事故による対麻痺。もともとの性格なのかのんびりとした雰囲気があり，物覚えも時間がかかるタイプの人であった。リハビリテーションによりADLは自立し，在宅復帰が可能となった。家に帰るにあたりCさんは，身体が不自由になってしまったので，「車の運転だけはしたい」と希望され，運転シミュレーターで評価することとなった。その結果，注意散漫，危険回避行動困難で事故の確率が高くなることが示唆される結果が出た。Cさんは，「そんなはずない，シミュレーターに慣れていないだけだ」と否定していたが，丁寧に説明を繰り返すと，「バイク事故の後から，ぼーっとすることがある」「忘れっぽくなってる」と自身で変化を表出するようになった。精査の結果，Cさんの高次脳機能障害は重篤なものではなかったが，経過をみる必要があると判断された。結果を受けて，Cさんは，「慌てることなく運転できる状態になるようがんばります」と，将来運転することを目標にすることができた。

---

5 ｜社会復帰に向けて

　社会復帰に向けては，脊髄損傷者と家族の社会的状況を把握し，できる限り受傷前の状態に復帰できるようにすることが望ましい。しかし，障害と車椅子という条件が加わり，もとの状況への復帰が困難な場合もある。社会復帰といっても，在宅復帰だけでなく，復職や復学などそれぞれの条件があり，受け入れ先の状況も知らなければならない。復職に関しては，配置転換などが必要か，職場の環境（段差，トイレなど），通勤方法などについて，復学の場合は，教室の移動はどうするか，学校での生活のなかで，排尿はどのように行うか，便失禁をした場合はどうするか，体調がすぐれない場合はどう対処するかなど，学校訪問で養護教諭と細かいところまで話し合いを行い，不明な点は入院中に病院での生活をみてもらうことも必要となる。看護師は健康管理面のマネジメントを，社会復帰先の関係者と事前に行う役割を担う。必要時，家屋調査同様に，受け入れ先の関係者を本人と家族と一緒に訪問し，話し合いをもつ。大切なことは，本人が何を望み，どうしたいかをはっきりさせ，解決できるように熱意をもって交渉することである。

4 就労（復職）支援

　脊髄損傷者の後遺障害は重度であり，就労（復職）までの道のりは長い。運動機能障害が重度であればなおさらである。就労（復職）に向けて，さまざまな方面からの評価が必要である。

1 ｜ 身体機能

　脊髄損傷後の残存機能，すなわち ADL の自立の程度は重要な要素である。就労形態にもよるが，「仕事」をするためには，通勤や職場環境に適応した動作ができることが必要である。移動はもちろん食事や排泄，ときには衣類の着脱も必要になる。これらの動作を基本的には自立して行うことが求められる。自立が困難な場合は，支援者を確保する。家族に限らず，手伝いをしてくれる人の存在は心強い。

　通勤や社内の動線の確認は事前に行っておく。1 人で通勤することが可能なのか。バスや電車の乗降だけでなく，利用駅にエレベーターがあるのか，社内で車椅子が利用できるのかなどを確認しておくとよりよい。また，自家用車での通勤を希望する場合は，職場の規定上可能か，駐車場の確保はできるのかを確認する。また，自家用車での通勤は，車への移乗動作ができることが必須要件である。さらに，車椅子を自家用車に積み込むことができなくてはならない。現実的に実行可能な方法を行動レベルで確認していく。最終的には，就労した場合の起床時から就寝時までの動作，所要時間，耐久力，身体負荷など総合的にアセスメントし，具体的就労時期を決定する。

2 ｜ 合併症

　脊髄損傷者の合併症は障害レベルによって異なるが，日常生活を脅かすものが多い。「呼吸器障害」や「自律神経障害」は個人の努力ではコントロールしきれない。しかし，自覚する症状に対して，適切に対処する方法を習得しておかないと就労自体がままならない。また，脊髄損傷者の多くが発症する「褥瘡」や「尿路感染症」は個人の努力で回避が可能であるが，管理をし続けなくてはならないため，周囲の理解やサポートが不可欠である。褥瘡予防のためのプッシュアップすら，周囲の目が気になってできない，という声を聞く。また，尿路感染予防に重要な飲水についても同様である。

　「排便障害」も脊髄損傷者にとって大きな課題である。排便に時間がかかること，便の性状が整わないと失禁してしまうことなどが，就労の妨げとなることも多い。たとえ，便失禁時の始末が自立していたとしても，職場の環境が整っていないことも多い。アメニティとしてトイレにベッドが置かれていれば

解決できることもあるが, そこまで恵まれた環境はなかなか整わない。

脊髄損傷者の病態は一般の人には理解されにくい。しかし, 健康を守りながら就労していくためには, 周囲の理解と協力は不可欠である。職場への理解を促すことを目的とし, 看護師が職場訪問することもある。

3 | 就労意欲・適性

就労を目指すためには, 本人の「働く意思・意欲」が必要不可欠である。どんなに就労の環境が整っていても, 本人に「働く気」がなければ話は進まない。もともとの就労状況の情報は丁寧に聴取するべきである。ただ, 働く気がないから働かない, では通常の生活が成りたたない。本人のその後の生活の基盤となる経済がどのように成立するのか査定し, 就労が可能な状態であれば, 就労意欲を向上させるための支援も必要であろう。逆に, 働く必要があるのに働けない状況の場合もある。焦りや焦燥感を抱くこともある。本人の置かれている状況を把握し, 必要な情報提供や相談窓口を明確にしておくことが大切である。

元の職場に復職する場合は, 業務内容と本人の機能を査定し, 可能であれば慣れた職場に戻れるとよい。場合によっては職種変更や配置換えにより, 本人の機能に合わせた業務内容を提示してもらえるよう提案することも必要である。新規就労では, 職業適性の査定は必須である。やりたい仕事とできる仕事は乖離していることも多い。建築関係の仕事をしていた人がデスクワークを習得するには一定の訓練が必要である。当院では職場との調整や新たな技能の獲得の支援を職能科が担当している。また, 職業適性の見極めや技術の獲得を目的として, 障害者職業能力開発校, 就労移行支援事業所の利用も検討するとよい。

年齢や経済状況によっては就労しなくてもよい場合もある。しかし, 就労は社会参加という側面からも大きな意味をもつ。したがって就労しない場合は, 別の社会参加の道を模索するとよい。

事例3 ///

38歳男性のDさん。自営で塗装業に従事。仕事中の転落事故で受傷。Th10レベルの完全対麻痺。妻と2人の娘がおり妻は未就労である。自営ではあるが労災保険には加入しており, 当面の生活についての心配はなかった。しかし, 幼少の子どもがいることから将来的な不安は抱えていた。職業能力訓練を通して, デスクワークに関連する技術を評価, 能力開発を開始した。その結果, これまでとは違う職種でも就労できる可能性を感じることができた。退院し日常生活に慣れたら, 職業訓練校に入学し, 新たな職業に従事することを目標にしている。

5 学校訪問

　義務教育や高等学校，大学に在学している脊髄損傷者は，基本的には復学を目指す。復学に必要な条件は前項の就労支援で説明した内容に準ずる。大きな違いは，教育現場では 2012 年の中央教育審議会初等中等教育分科会において，障害のある子どもが他の子どもと平等に教育を受けられるよう，施設・設備から支援体制，教育内容などの「合理的配慮」が定義されている。学ぶ権利は守られ，以前に比べ復学はしやすくなっている。とはいえ，障害が重度な脊髄損傷者にとってハードルは高い。まずは，在宅復帰し日常生活が送れること，健康管理ができていることが前提である。そして，本人の学習意欲や学習能力，学校生活での介助量と支援者の確保，物理的環境の調整など段階を追って調整していく。

　復学が決定した場合は，本人・家族・医療スタッフらと学校を訪問し，車椅子での移動や ADL を確認し，問題点を見出し復学までに解決できるよう相談する。場合によっては，その場で教員に介護指導を実施することもある。本人の同意のもと情報交換を積極的に行い，適切な「合理的配慮」が得られるよう働きかける必要がある。

　義務教育から進学していくと，教育支援も養護的対応から自主性を重んじるものに変化してくる。本人のやる気やセルフケア能力，コミュニケーション能力が自己実現に向けた要素となってくる。

事例 4

　14 歳女性の E さん。脊髄腫瘍治療後の後遺症で C7 レベルの不全麻痺が残った。リハビリテーションによりほとんどの生活動作は自分でできるようになったが，自立歩行は困難で車椅子を併用しなければならなかった。復学に向けて，通学路が徒歩で 25 分程度要すること，学校内にエレベーターが設置されていないこと，時々便失禁してしまうことが課題として抽出された。通学については母親が送迎する案も検討されたが，E さんの「友達と学校に行きたい」という思いが強く，電動車椅子の使用を検討した。学校訪問時，通学路を関係者とともに自宅まで歩き，安全性を確認した。また，学内では電動車椅子を使用せず，充電場所の確保を依頼し受諾された。

　排泄の問題は非常にデリケートな問題であるため，再度生活習慣を見直しコントロールすることに努めた。また，養護教諭に介助指導を行い不測の事態に備えることとした。学校内では移動や生活動作をたくさんの学友に助けてもらいながら，通常どおり学業に励んでいる。

6 スポーツ

　脊髄損傷者が運動をする目的は，①体力・耐久性・調整力・身体感覚・バランス感覚などの身体能力の獲得，②車椅子操作技能の獲得，③走行時の転倒や転落，危険回避などの安全管理意識の養成，④意欲や自発性などの精神活動の向上である。リハビリテーションの一環として体育・スポーツ訓練が実施されている。スポーツを開始するにあたっては，基礎疾患や脊髄損傷の合併症についてアセスメントする必要がある。運動負荷に耐えられる身体機能であることを確認しておく。

　スポーツの種類は，ボールパス，バドミントン，卓球，水泳，ツインバスケットボール，バルバレー，ホッケーなど多岐にわたる（図2-47）。トップアスリートになると，パラリンピックという国際競技大会に参加することもある。

　障害者にとってスポーツは，単に身体機能を向上させるだけでなく，心理的効果も期待できる。身体を動かしてできることを体験，楽しいと感じることで自己効力感も増す。また，脊髄損傷者同士のコミュニケーションの場ともなる。

　脊髄損傷者は，麻痺による筋萎縮，脂肪組織の増加といった体組成変化が起こる。さらに，運動不足が加わり内臓脂肪の蓄積や耐糖能障害を合併することが多い。

　医学的側面からみた運動療法の効果は，糖代謝・脂質代謝の是正，インスリン抵抗性の是正，肥満の改善などがある。脊髄損傷者の健康を守るためにも，何らかのスポーツに関心を寄せられるよう動機づけできるとよい。

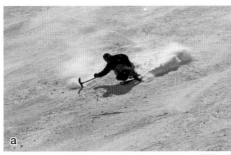
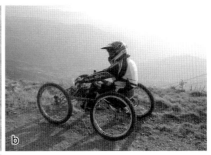
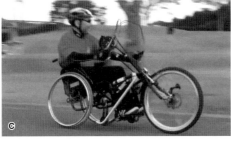

図 2-47 脊髄損傷者とスポーツ
a：チェアスキー
b：ダウンヒル
c：ハンドサイクル

各種スポーツ協会や団体，障害者スポーツグループが活発に活動し，看護師のボランティアが随時募集されている。このような機会に出合ったなら，積極的に参加してみることをお勧めする。障害者スポーツへの関心もさることながら，日常生活に取り入れることができる動きや運動を発見することもできる。

事例5

18歳男子のFさん。オートバイの自損事故で受傷。麻痺はTh12レベル。

高校生活ではバスケットボール部に所属しレギュラーで活躍していた。リハビリテーションにより，身の回りのことは自分でできるようになり，復学もできることになったが，気分の落ち込みが激しく，笑顔を見せることが少ないことが気がかりであった。そこで，体育訓練で車椅子バスケットボールを試してみることにした。はじめはあまり興味を示していなかったFさんであったが，車椅子を乗り換えると少し表情が変わったことをセラピストは見逃さなかった。競技用車椅子の基本操作を学び，ほかの患者とともに練習するとみるみる上達していった。同時にFさんの表情も見違えるほど明るくなった。今ではクラブチームに所属し，本格的に競技を楽しんでいる。

7章

小児の脊髄損傷

　高度先進医療の進歩，少子化や核家族化の進行，ライフスタイルの変化など，小児医療を取り巻く環境は変化している。

　小児期に発症する脊髄損傷は，交通事故や転倒・転落など外傷性のものが多い。また，横断性脊髄炎や血管障害などの非外傷の原因によるものも多い。患児はその日を境に身体の半身以上の知覚・運動機能が障害される。本人はもとより家族の悲嘆や不安は計り知れない。急性期を経過し命が助かってよかったと思う反面，その後の人生をどのように過ごしていけるのか不安は大きい。子どもの成長に対する期待が大きいほど親の動揺は大きく，受傷した本人と同様に気を配り看護が必要となる。

1 身体的ケア

　脊髄損傷によってもたらされる身体的な障害は成人と同様であり，泌尿器合併症や自律神経機能障害などを発症する。健康を維持していくうえで，合併症の管理は重要であり保護者の支援を要する。しかし，小児はその後の成長発達の過程において自立が進んでいく面もある。成長のタイミングを見計らい，自分自身の身体を理解できるよう支援していくことが重要になる。一方，体幹の成長に伴い生じる合併症もある。特徴的なのが側彎症である。体幹の状態によってシーティングや装具を使用し予防に努めるが，多くの患児が成長に伴い側彎症がみられる。身体の変化を察知し，状態に合った姿勢の保持や合併症の予防に努める必要がある。

1 移動・移乗

　車椅子の扱いは操作が単純であり，周囲への興味・関心があれば主体的に移動に対する意欲が湧き習得は早い。学童以下の場合，危険に対する判断は未熟なため，ベルトの装着や転倒防止バーを設置するなどして転倒や転落の予防に努める。また，周囲への配慮を指導していく必要がある。知覚障害があるため，無理な動作や姿勢の修正ができず，外傷や褥瘡を発生させるリスクも高い。定期的なプッシュアップを指導し，見守りや注意を繰り返し行っていく。同時に着替えや入浴時などにボディチェックを行い，麻痺域の外傷の早期発見に努める必要がある。

2 │ 排泄障害に対するケア

本人の理解力や麻痺の状態にもよるが，多くが大人の介助を必要とする。排泄の自立は自尊心を高め，精神的にも社会的にも自立を促すことにつながるため，方法を工夫し患児に合った排尿方法を見つけていくことも重要である。排泄動作は，衣類の着脱や移乗動作も必要となるため，衣類の工夫や環境の整備も必要である。

排尿障害に対する清潔間欠導尿（CIC）は，手技を習得するために成長に合わせ理解しやすい方法で説明し，できる手技から習得を目指す。興味・関心がもてるよう促し，手技が習得できれば，見守りや促しを行うことで排尿の自立につなげることができる。頸髄損傷であれば膀胱瘻の造設を検討する必要がある。膀胱瘻の場合は，カテーテルの取り扱いや尿の廃棄が必要となるが，時間的な余裕があるため，介助者がいる時間で管理することが可能となる。小児の場合，セルフケア能力が乏しく，尿路感染や尿路結石の予防のための飲水管理などは，親が障害を正しく理解しかかわる必要がある。

排便は定期的に行う必要があり，親の介助が必要である。坐薬や浣腸，下剤の管理，食事の管理など小児には難しい部分も多い。排便コントロールを行い，学校など外出先で失禁しないようにしていくことは，小児の社会参加を円滑にしていくためにも必要な援助である。

3 │ 褥瘡予防

長時間の同一体位や外傷などがきっかけで褥瘡は発生する。年齢にもよるが，紙おむつや紙パンツを使用していると，肌が湿潤環境にさらされ脆弱になりやすい。脆弱な皮膚は褥瘡発生の要因となる。褥瘡発生因子はさまざまであるが，小児と成人で相違はない。小児は遊びや勉強などに夢中になると，プッシュアップを忘れたり麻痺域への注意も疎かになる。行動への注意だけでなく，更衣や入浴時などのボディチェックは定期的に大人が注意してかかわる必要がある。

2 精神的ケア

身体の機能障害をもつことを患児がどのように感じ受け止めているか，周囲の大人は関心をもちかかわっていくことが大切である。このとき，大人の尺度で決めつけるのではなく，本人がどう捉え考えているか受け止めていく必要がある。

先天的要因による障害において親にみられる反応には，ショック，否認，悲しみと怒り，適応，再起という流れで経過していくと呈示されている。後天性

の障害をもつ親も同様の反応を示すが，反応の強さが強いといわれている。健康なときの小児に触れた経験が反応を強くしていると考えられている。

社会的ケア

　小児にとって成長発達を促していくため，復学支援は重要である。受傷前の通常学級へ戻ることも多いが，特別支援学級や特別支援学校への転校などもある。障害の程度や支援の必要性を明らかにし，支援体制をどのように整えていくか学校と調整しながら決めていく。本人や家族の意向などもよく聞き検討していくことが重要である。復学する学校が決まれば，学校との情報共有を行い，学校生活に必要な支援や環境の体制を整えていく必要がある。登校，教室での学習環境，移動教室，体育の授業，排泄や休憩，緊急時の対策など，さまざまな場面を具体的に考え話し合っていく。ほかの児童や生徒の理解も必要であり，障害について，誰にどの程度どのように伝えていくかは，本人の意向も十分に配慮し決定する必要がある。

4 長期休暇を利用した集中リハビリテーション

　小児は，受傷後リハビリテーションを行っても介助を必要とした状態で退院していく場合がほとんどである。大人の支援を受けながら，復学し日常生活を送っていく。しかし，成長に伴いADLを拡大し自立を進めていくことは重要である。夏休みなどの長期休暇を利用し，目標をもって集中的にリハビリテーションに取り組み，自立を進めていくことは本人の成長を促すことにもつながる。移乗，排泄管理，筋力・体力の強化など目的はさまざまであるが，個々の目標を明確にして徐々に自立していくことができる1つの方法である。

付章

脊髄損傷者に対する医療と看護の今後

20世紀には，脊髄などの中枢の神経細胞は，一度損傷すると再生しないと考えられ，二次的損傷を予防することをメインに治療や看護が行われてきた。その後，絶え間なく行われてきた研究の結果，中枢神経の損傷であっても再生の可能性が示唆されるようになった。幹細胞移植やiPS細胞を用いた再生医療が動物実験を経て現実のものとなってきた。しかし，課題も多く，神経細胞の再生は認められても，身体機能の改善を実感できるほどの回復に至らなかったり，ある程度身体機能の改善があっても実用歩行には至らないのが現状のようである。

　そこで，効果を後押しするのが，リハビリテーション治療である。再生された神経回路と身体が適合し，身体機能（動作）を再獲得するためのリハビリテーションはとても重要であると考えられている。再生医療後のリハビリテーション治療を効果的なものにするためには，急性期から重度の機能障害があっても廃用させることなく，機能を可能な限り維持するケアを実践していくことが重要である。

　科学技術は進歩し，再生医療をはじめ，医療機器・介護ロボット・新薬の開発・遺伝子治療など医療技術の分野においても飛躍的に発展している。また，人口構造の変化，環境の変化，社会情勢の変化，経済の変化，さまざまな変化が起こりつつあるなかにあって，看護は常に医療や社会情勢の動向に関心を寄せ，その時々に求められる知識や技術を習得し貢献することを求められている。

　日本は少子・超高齢・多死社会に突入し，この流れは保健・医療・福祉に大きな影響を及ぼしている。社会保障制度改革の動きは加速し，地域医療構想による地域包括ケアシステムが構築された。これは，医療・介護・予防・生活支援が居住地域で，共助・公助だけでなく，自助・互助も含め包括的に確保される体制を目指すものである。

　脊髄損傷者の疫学的調査から，若年の脊髄損傷者が減少し高齢の脊髄損傷者が増加していることがわかる。これは，人口の高齢化，若年者の自動車や自動二輪車の運転離れ，高齢者の転倒転落による不全四肢麻痺の増加などが原因と考えられている。脊髄損傷者の高齢化は，医療現場のみならず地域包括ケアにおいても大きな課題である。疾病構造の多様化，経済状況，介護や看取りまで幅広く課題が山積しているからだ。

　高齢脊髄損傷者の在宅復帰を困難にする要因はさまざまである。したがって，看護師をはじめとする医療従事者は，情報を精査し計画的かつ迅速な退院支援をしていくことが求められる。入院が長期化する高齢脊髄損傷者の身体機能だけでなく社会的側面についても早期に診断し，的確な介入を実践していくことが「入院から地域へ」を実現させることにつながる。そのためには，チーム医療の推進，多職種と協働した看護活動を実践していくことが重要である。地域との連携を強化し，行政や地域事業所などと顔の見える連携をしていく必

要がある。その結果，疾病や障害があっても，住み慣れた地域で自分らしく，QOLを維持しながら暮らしていくことができるのではないだろうか。

　疾病の治癒，障害の回復を完全には望めず，長年，それらと付き合わざるを得ない状況の人は多く存在する。それでも，自立した生活を送り，地域で尊厳を保ちながら生活を送ることができるよう支援していくことは看護の大きな役割である。介護との連携や多職種協働により，病院完結型ではなく地域完結型にする仕組みを活用し，脊髄損傷者が住み慣れた居住地域でできるだけ長く生活していけることを願わずにはいられない。

　地域における健康危機管理では，国際化により流入してくる感染症や，地球温暖化を背景に流入し始めた感染症などに迅速に対応していく必要がある。このような状況において看護師は，どこにいても，いのち・暮らし・尊厳を守る看護を提供し続けていくことが求められている。

　日本看護協会のガイドラインでは看護の本質的な機能について，「看護職は，喜び，哀しみ，悩む心を持って，日々生活している対象者そのものに焦点をあわせ，彼は健康上のどのようなことを問題にしているのか，また彼自身はそれをどうしたいと考えているのかということに関心を持ち，それをどのように支援するかということを考えている。(中略)対象者にとっては看護者と接触することによって『健康に関心を持ち，健康の重要性を認識し，健康問題が発生したときに的確な判断をし，それを自ら実践することができる』というような能力が高まるような支援をしなければならない」と説明している[1]。看護の機能は多岐にわたり，今や診療看護師が誕生するに至っている。存在する場所により求められる機能は異なってくる。それだけ幅広く活躍できるのが看護師という職なのだ。しかし本質は，人の生命や人としての尊厳，権利を守りながら，健康を促進するための身体的・精神的・社会的支援を実践する人でなければならないと考えている。

　リハビリテーション看護の真髄は「生活の再構築」である。これまで同様，変化する社会情勢や多様な価値に柔軟に対応し，高度な知識，技術を駆使し脊髄損傷者を再び生活者として地域社会に戻すことが，看護に求められる使命である。そのために看護師は実践能力を磨き続けるのだろう。

引用文献

1) 公益社団法人　日本看護協会 (編)：看護に活かす基準・指針・ガイドライン集 2019. p61, 日本看護協会出版会，2019

索引